药师处方审核案例版培训教材

儿 科 用 药

总 主 编　吴新荣

副总主编　王景浩

主　　编　何艳玲

编　　者　(以姓氏笔画为序)

　　　　　卢嘉丽　祁俊华　杨　彤　肖楚瑶

　　　　　吴玮哲　岑菡婧　何艳玲　余玺辉

　　　　　欧阳珊　郑丹萍　莫小兰

中国健康传媒集团

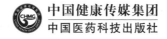

中国医药科技出版社

内 容 提 要

　　本书是药师处方审核的培训教材。全书以儿科处方审核的法律法规文件等为基本依据，对门急诊常见病症、呼吸系统疾病、消化系统疾病等处方审核要点进行了详细说明，并以处方实例的形式，解析处方问题，将学习与实践相结合，对药师日常的处方审核工作具有切实的指导意义。本书内容简明扼要、实用性强，可供临床药师、药店药师使用。

图书在版编目（CIP）数据

儿科用药/何艳玲主编 . —北京：中国医药科技出版社，2022.3
药师处方审核案例版培训教材
ISBN 978 - 7 - 5214 - 2185 - 9

Ⅰ.①儿…　Ⅱ.①何…　Ⅲ.①小儿疾病—用药法—职业培训—教材　Ⅳ.①R720.5

中国版本图书馆 CIP 数据核字（2021）第 077334 号

美术编辑	陈君杞
版式设计	诚达誉高

出版　**中国健康传媒集团**｜中国医药科技出版社
地址　北京市海淀区文慧园北路甲 22 号
邮编　100082
电话　发行：010 - 62227427　邮购：010 - 62236938
网址　www. cmstp. com
规格　710 × 1000mm ¹⁄₁₆
印张　11 ½
字数　212 千字
版次　2022 年 3 月第 1 版
印次　2023 年 9 月第 2 次印刷
印刷　三河市万龙印装有限公司
经销　全国各地新华书店
书号　ISBN 978 - 7 - 5214 - 2185 - 9
定价　**45.00 元**

获取新书信息、投稿、
为图书纠错，请扫码
联系我们。

自 序

又要写序了，这次是一套全新的以审方案例为重点的书。每当此时内心总是既充满期盼又有些许惶恐，期盼的是这套书满带着墨香来到我们面前，惶恐则是这必须却很难写的序无人过目。直到最近看一本书，其娓娓道来的序让我意识到，序应该是有故事、有灵魂的，这样的序会有人想读完！

2018 年 6 月底，国家卫生健康委员会、国家中医药管理局、中央军委后勤保障部联合印发《医疗机构处方审核规范》，首次明确了"药师是处方审核工作的第一责任人"，并对处方审核的管理和流程作了具体规范。这为药师更深入地融入临床、开展药学服务工作，提供了坚实的政策基础。凭借着在职业生涯中积累的专业敏感，我们项目组义务反顾地踏上了这条充满酸甜苦辣的审方培训路，并在全国得到共鸣，审方路踏过祖国的各个省区，获得大家一致好评。审方培训的顺利开展离不开国家政策的支持。2018 年 11 月，国家卫生健康委员会等又发布了《关于加快药学服务高质量发展的意见》，再次强调了处方审核的重要性。2019 年 8 月，新版《药品管理法》第六章规定"医疗机构应当配备依法经过资格认定的药师或者其他药学技术人员，负责本单位的药品管理、处方审核和调配、合理用药指导等工作"，首次将处方审核这样一技能性的工作以法律的形式呈现。2020 年 2 月，国家卫生健康委员会、财政部、国家医疗保障局、教育部、人力资源社会保障部、国家药品监督管理局六部委联合发布《关于加强医疗机构药事管理促进合理用药的意见》，要求"强化药师或其他药学技术人员对处方的审核""加强药学人才队伍建设"，并首次对处方审核药师的绩效提出了建议。在国家不断出台的政策牵引下，处方审核能力已成为行业刚需。各种医疗质量检查也把处方审核列为重要的内容。为了顺应这个需求，各省都在积极开办处方审核培训班。

在药学专业的学历教育阶段，我国多数药师以化学学科、药学基础理论和实验的知识结构为主体，临床基础知识、临床实践经验相对缺乏，因而业务能力和专业素质普遍无法满足处方审核对专业技能的需求。为突破医院药师审方知识和技能欠缺的瓶颈、建立审方思维、胜任处方审核工作，我们必须在处方审核的继续教育培训上下功夫。但是长期以来处方审核培训受重视程度不够，原因有几个方面：①培训内容不够系统，不能覆盖药师处方审核中系统知识点；②培训方式枯燥，药师学习主动性差，培训效果不明显；③培训结束后，缺少与培训相关的配套案例练习，学员不能学以致用，知识遗忘率高。

为提高医院药师处方审核能力和合理用药、安全用药的服务水平，满足当前综合医改对药师服务转型的要求，尽快让广大药师具备审方的基本技能，我们把培训重点放在理论与实践的有机结合上：让药师不仅懂药，还要了解疾病的发生发展与药物治疗之间的关系；掌握学习的窍门，懂得运用现代手段和工具解决工作中的实际问题；提高学习能力，动态追踪药学发展前沿。处方审核是一个药师的基础工作技能，如果仅仅在理论上学习审方的方法，而不从根本上理解审方中的道理，无法去直面医生的质疑。因此我们需要药师在审方中做到知其然知其所以然，在审方的过程中会灵活运用循证这个工具。如此，才能够使药师从以前只会机械地发对药，向智慧地用好药华丽转身，在医疗团队中找到自身的价值，产生强烈的职业荣誉感。

广东省药学会自 2018 年 8 月起开展处方审核培训，已举办 40 余期，共培养学员近 3 万名，并已将其打造成行业内具有重要影响力的药学继教培训品牌，为系统化审方项目的开展打下坚实的理论及实践基础。随着科学技术的发展，新药层出不穷，新药的不良反应、药物的相互作用、审方规则也在不停地更新，所以进行基本的短期审方培训之后，有一本好的专业参考书变得尤为重要。伴随培训出版的《药师处方审核培训教材》深受广大药师追捧，填补了我国审方培训教材的空白。现在推出的这套书，是关于特殊人群用药的处方审核案例丛书。全书共分五册，主要是针对儿童、老年、妊娠哺乳期、疼痛、肾病患者等特殊人群治疗过程中的用药审核。这类人群的特殊性，使得他们的用药更加复杂，因而对他们所用药物的审核也显得越必要。各分册编写时，遵照《医疗机构处方审核规范》标准，以近年来公布的相关诊疗指南为依据，以大量真实的处方案例为基础，将特殊人群常见疾病治疗的知识点与临床处方案例相结合，提出处方问题、进行机制分析、实施干预建议。本套书主要以案例为切入点，讲述在临床实践过程中如何进行规范合理的处方审核，其中穿插医学、药学理论知识点，真正地将理论知识与临床实践运用相结合。整套书内容可读性强、知识点突出、格式层次清晰，因而可以成为医院药师甚至临床医生日常工作的得力助手。这套书主要供医疗机构从事审方药师工作的专业技术人员使用，也可作为临床医生的参考用书。

希望这套书能够做一盏灯，照亮致力于特殊人群处方审核的药师前行的路。

吴新荣　王景浩
2021 年 9 月

前　　言

2007 年卫生部发布的《处方管理办法》明确规定由"具有药师以上专业技术职务任职资格的人员负责处方审核、评估、核对、发药以及安全用药指导"，2011 年卫生部等发布的《医疗机构药事管理规定》、2017 年国家卫生和计划生育委员会发布的《关于加强药事管理转变药学服务模式的通知》均对药师的处方审核工作提出要求，特别是 2018 年，国家卫生健康委员会等发布了《医疗机构处方审核规范》，明确了"药师是处方审核工作的第一责任人""所有处方均应当经审核通过后方可进入划价收费和调配环节，未经审核通过的处方不得收费和调配"，并对处方审核的管理和流程作了具体规范。这为药师开展药学服务工作提供了政策基础。

儿童患者属于特殊人群，用药范围广，剂量计算复杂，且大多数药品缺乏儿童剂型。因年龄、适应证、剂量和给药方式不当等导致的儿童用药不良事件多有发生。儿童处方存在超适应证、超剂量、剂型不适宜等问题。儿科药师审核处方能力亟需培训和提升。

本分册主要介绍了审核儿科处方的基本知识，门急诊常见病症、呼吸系统疾病、消化系统疾病、维生素/微量元素代谢异常疾病、传染性疾病等的简介、各专业指南和权威专家共识推荐的治疗方案及处方审核要点等内容，为儿科处方审核提供依据。本分册精心挑选的案例反映了儿童处方存在的常见问题，问题解析参考了各专业指南和权威专家共识，并结合实际工作中的真实问题，特别是一些不合理处方和干预失败案例，以期提高解决实际问题的能力。

本书邀请了长期从事儿科处方审核的资深药师提供案例分析，致力于提高儿科药师处方审核能力。由于编者能力所限，书中难免存在疏漏和不足之处，欢迎广大读者批评指正。

编　者
2021 年 3 月

目 录

第一章 | 总论

儿童安全用药是临床安全用药的重要内容，是保障儿童健康的重要前提。儿童由于自身的器官功能和生理功能特点，对安全用药要求更高。目前，全球儿童药物品种和剂型偏少，临床儿童用药不少是应用成人药品调剂后使用，儿童药物治疗的精准性不高，导致规范、准确、合理地选用儿童治疗药物的难度较大。本章通过阐述儿科用药处方审核要点，以期为儿科患者的处方审核提供思路和方法，进一步提高药师处方审核能力。

一、儿科用药处方审核依据

1. 法律法规及文献依据 儿科用药处方审核依据的法律法规文件包括：《处方管理办法》（卫生部令第 53 号）、《医院处方点评管理规范（试行）》（卫医管发〔2010〕28 号）、《卫生部办公厅关于加强孕产妇及儿童临床用药管理的通知》（卫办医政发〔2011〕112 号）、《关于保障儿童用药的若干意见》（国卫药政发〔2014〕29 号）、《国家卫生计生委办公厅关于进一步加强医疗机构儿童用药配备使用工作的通知》（国卫办药政函〔2015〕719 号）、《医疗机构处方审核规范》（国卫办医发〔2018〕14 号）等。除此之外，儿科用药处方审核依据还包括专科循证指南、国内外药品说明书、《医疗机构超药品说明书用药管理专家共识》（粤药会〔2014〕72 号）等。

2. 儿科患者用药原则 应根据儿科患者病情需要，权衡利益与风险。审核处方时应注意儿科患者用药原则：①熟悉儿童特点，明确诊断，合理选药；②根据儿童不同时期特点，选择合适的剂型和给药途径；③严格掌握用药剂量，并根据具体情况进行调整；④根据儿童及药物特点选择给药频次和给药时机；⑤能用一种药物则避免多药联合用药；⑥尽量避免使用儿童安全性和有效性未确立的药品。

二、儿科用药处方审核要点

1. 确定患儿所处的生长发育阶段 儿童作为一个特殊的群体，生长发育是其突出特点。根据生长发育快慢的不同，临床将儿童年龄划分为 6 个时期。

（1）新生儿期　指自出生起到生后 28 天。胎儿从母体娩出后，为了适应外界生存环境，新生儿生理功能需要进行有利于生存的一系列重大调整，约需 1 个月功能才渐趋完善。新生儿的生理与代谢变化迅速，其体内药物代谢动力学过程亦随之迅速变化；对药物的吸收、分布、代谢、排泄等过程有其特殊性。

（2）婴儿期　从出生 28 天～1 岁，这段时期婴儿生长迅速。例如，体重比出生时增加 3 倍，身长增加 50%，对营养素和能量的需求量相对较高，但是消化吸收功能又不完善，因此消化紊乱和营养紊乱性疾病多见。同时基础免疫程序在这个阶段完成。

（3）幼儿期　1～3 岁。此期儿童的体格生长速度相对减慢，语言、行动和表达能力增强，接触外界环境机会增多，因此感染的机会较婴儿期多。

（4）学龄前期　3 岁后到 6～7 岁入小学前。幼儿园的学前教育，增加了儿童间的交流，也增加了互相交叉感染的机会。此阶段儿童行动能力进一步增强，但对各种危险的识别能力不足，故应注意防止各种传染病、意外创伤及中毒。

（5）学龄期　从 6～7 岁入小学起到 12～13 岁进入青春期为止称为学龄期。此期各器官外形和功能逐渐发育（除生殖器官外）接近成人，智能发育更加成熟，是学习的重要时期。

（6）青春期　从第二性征出现到生殖功能基本发育成熟、身高停止增长的时期。

在审核处方时，需根据处方上患儿的年龄、月龄、日龄，大致判断患儿所处发育阶段，按不同时期的生理特点及用药原则，审核患儿处方。

2. 疾病诊断与用药　药师应了解患儿所患疾病的诊断、病程和病情分类。如儿科常见的呼吸道疾病急性上呼吸道感染多由病毒引起，以对症治疗及支持疗法为主；急性支气管炎的病因主要为感染，病原可能是病毒、细菌、非典型病原体或其合并感染，治疗需疏通气道，若有细菌感染需作病原治疗；肺炎可由多种原因引起，根据病原不同可分为细菌性肺炎和病毒性肺炎等，根据不同获得途径可分为社区获得性肺炎和医疗机构相关性肺炎，按病程分类可分为急性肺炎、迁延性肺炎和慢性肺炎，根据是否有呼吸道以外的系统受累可分为轻症肺炎和重症肺炎。患儿所处的疾病阶段不同、严重程度不同，所采用的治疗方案及药物选择也不相同。

3. 儿科用药应注意的影响因素　生长发育是儿童不同于成人的重要特点，是影响药代动力学和药效动力学的最重要因素，审核患儿处方医嘱时要充分考虑到该特点。

（1）注意不同年龄阶段的生理特点　从出生到长大成人，儿童在外形上不断发生变化，组织器官和脏器功能也在不断变化，对药物的反应不尽相同。例如，婴幼儿皮肤、黏膜娇嫩，皮肤角化层薄，黏膜血管丰富，经皮吸收药物较成人快而多，用药不当可因药物吸收过量导致中毒。如用阿托品滴眼可产生严重全身反应；外用新霉素治疗烫伤可发生严重的听力减退；用硼酸治疗湿疹可引起呕吐和肾功能损害等不良反应。又如婴幼儿血－脑屏障不完善，中枢神经系统对地西泮、吗啡类药如可待因和哌替啶等特别敏感，易致呼吸中枢抑制；小儿新陈代谢旺盛，体液所占的比例较大，会对给药后药物分布容积及药物效应强度产生影响，特别是对影响水、电解质代谢或酸碱代谢的药物敏感，如应用利尿药后极易产生低钠或低钾血症。再如新生儿肝肾功能极度不成熟，尤其早产儿血浆蛋白亲和力低、红细胞缺乏葡萄糖－6－磷酸脱氢酶（G－6－PD）和谷胱甘肽还原酶，应用对乙酰氨基酚、磺胺类药物、过量维生素 K_3 等可引起高胆红素血症和核黄疸。

（2）注意不同发育阶段患儿的病理特点　小儿的皮肤黏膜娇嫩，屏障功能差，免疫功能不如成人健全，易发生感染，且感染易扩散，甚至出现各种并发症，如新生儿脐炎是局部皮肤的轻微感染，但如不及时处理可能导致脓毒血症的发生。儿童期易患疾病的种类、临床表现与成人也有很大的不同，如先天性、遗传性疾病和感染性疾病较成人多见，但心脑血管病及 2 型糖尿病等代谢性疾病较成人少。另外，不同年龄儿童对同一致病因素的反应也有差异，胎龄小于 35 周、体重低于 2500g 的新生儿易发生呼吸窘迫综合征；肺炎链球菌所致的肺部感染婴儿常发生支气管肺炎，而年长儿则发生大叶性肺炎等。

（3）注意不同发育阶段患儿的心理特点　一方面儿童更易接受色彩鲜艳、形状可爱、味感好的药物，可据此特点选用适宜的制剂提高儿童用药的依从性。另一方面由于年幼儿童不具备语言表达能力或表达能力差，处方审核时需考虑所用药物可能会导致哪些不良反应，用药交代时提醒患儿家属如何观察、何种情况应联系医务人员，以便及时处理可能发生的药物相关事件和调整治疗方案。

（4）注意药物用法用量　在审核儿科用药时，必须考虑药物剂量。儿童处于生长发育阶段，无论在生理方面还是药物代谢水平上和成人均存在较大差异，由于药物清除率低，药物中毒风险更大，因此，儿童用药剂量需较成人更为准确。应该根据儿童的生理特点和药物在儿童体内的代谢动力学特点，审核用药剂量和用药间隔的合理性。用药剂量应按药品说明书推荐的儿童剂量，根据体重或体表面积计算。若说明书中未标明儿童剂量，应参考国内外权威指南或书籍建议。或在参考成人剂量的基础上，根据儿童年龄、体重、体表面积计算。由于很多药物的代谢受到患者肝肾功能的影响，加上儿童期肝肾功能不完善，因此审核处方时还要关注患儿的肝肾功能，部分治疗窗窄的药物还需要结合血药浓度监测结果综合判断。

（5）注意药物给药途径　给药途径不仅影响药物吸收，而且关系到药物分布和发挥作用的快慢、强弱及作用时间的长短。应根据儿童各生长发育阶段的生理特点和病情需要慎重选择适当的给药途径。儿童常用的给药途径有口服、静脉滴注、静脉注射、肌内注射、皮下注射、吸入、直肠给药等。药师在审核处方时应根据不同给药途径的生物利用度和临床目的判断给药途径是否合理。

1）口服：能口服者尽量口服，以减少注射给药对患儿带来的不良刺激。婴幼儿及不能吞咽药片的儿童，最好选药用液体剂型，如糖浆剂、颗粒剂。新生儿消化道吸收个体差异大，口服给药可能达不到有效的血药浓度，宜采用胃肠道外给药途径。

2）注射：注射给药药效发挥较口服快，多用于重症、急症或有呕吐等不能口服药物者。静脉给药可直接进入血液循环，对病情危重的患儿是可靠的给药途径。但是要按规定注明滴注速度，不可过快过急。由于小儿肌内不发达、皮下脂肪少、局部血流少，多次肌内注射药物易造成局部贮积、刺激，继发局部感染，一般不宜选用，药师审核时需注意。

3）皮肤外用：透皮给药安全、方便，但因新生儿体表面积相对较大，皮肤角质层薄，故药物经皮肤吸收较成人迅速广泛，尤其在皮肤有炎症或破损时，吸收更多。有的药物（如碘酊、硼酸、糖皮质激素等）经皮肤吸收过多，可发生中毒反应，因此应严格审核给药剂量及频次，做好用药交代。

4）其他：舌下、含漱、吸入等给药方法，仅用于能合作的较大患儿。缓释栓剂肛门给药，药物从直肠吸收后，不经过肝肠直接进入体循环，保证了通过肝脏代谢的药物的有效性，对于呕吐的婴儿和不愿口服用药的幼儿适用。

（6）超说明书用药　部分药物说明书对儿科用药指引不清晰，常标注为禁用、不推荐/避免/不宜使用、慎用、有效性及安全性尚不明确等，给临床用药和处方审核带来困扰。由于儿童专用药品及剂型短缺，儿科临床超说明书用药往往难以避免。药师对患儿超说明书用药处方进行审核时，必须权衡利弊，在保障患者利益最大化的前提下，结合循证医学证据提出审核意见。经医院相关部门批准并备案，让患儿监护人知情并自主决定是否超说明书使用药品。如需使用，应让患儿监护人签订知情同意书。

第二章

门急诊常见病症处方审核

一、发热

（一）疾病简介

体温超过正常范围高限称为发热，以腋温为准，按体温高低将发热分为：37.5～37.9℃为低热，38～38.9℃为中度发热，39～41℃为高热，≥41℃为超高热。发热是临床常见的疾病症状之一，也是许多疾病所共有的病理过程。

（二）指南推荐的治疗方案

1. 发热尤其是高热会对机体带来一定的危害，应对每一病例具体分析，必要时给予对症治疗，同时应尽早明确病因，进行针对性治疗。

2. 在有指征的情况下可合理选择抗菌药物。对于高度怀疑感染及重症病例，为避免延误病情，建议在进行了有效的病原学检查后，给予经验性的抗菌药物治疗，并根据病情变化及病原学检查结果适当调整治疗方案。滥用抗菌药物会使细菌培养阳性率下降，长期使用易导致药物热、混合感染等，干扰疾病诊断。

3. 糖皮质激素对血液系统疾病、肿瘤以及风湿免疫性疾病均有明显的控制病情及稳定体温的作用，在明确诊断前使用有可能给今后的诊断带来巨大的困难，甚至漏诊、误诊。因此，建议如非必需则尽量不用。而对于高度怀疑的疾病，但尚无确切病原学依据的情况下，可采取诊断性治疗，根据治疗效果进一步评价最初诊断的准确性。

（三）处方审核案例分析

 案例1

【处方描述】

性别：男　年龄：3岁　体重：15kg

临床诊断：发热

处方内容：

地塞米松片　　　　　　　　　0.75mg，po，qd

小儿柴桂退热颗粒　　　　　　　5g, po, qid

【处方问题】 药物选择不适宜：糖皮质激素不能常规用于退热。

【处方分析】 1. 糖皮质激素原则上不用于退热。糖皮质激素退热机制为抑制体温中枢对致热源的反应，稳定溶酶体膜稳定性，减少内源性致热源的释放相关。地塞米松虽有退热作用，但其强大的免疫抑制可激发或加重感染，掩盖病情，增加治疗难度。因此在发热原因未明之前，不可滥用。

2. 发热应积极寻找病因，对应治疗才是治疗根本。

【干预建议】 儿童退热药建议选择对乙酰氨基酚或布洛芬。

1. 布洛芬对于6个月以上儿童退热是相对安全的，如果患儿需要退热和抗炎作用时，可优选布洛芬。

2. 布洛芬剂量是每剂10mg/kg（最大单次剂量是600mg），口服，每6小时1次，日最大剂量为40mg/kg，不超过2.4g/d。

3. 对乙酰氨基酚的剂量为一次10～15mg/kg（最大单次剂量为800～1000mg），口服，每4～6小时1次（24小时内不超过5次）。

 案例2

【处方描述】

性别：男　年龄：3个月　体重：5kg

临床诊断：发热、急性扁桃体炎

处方内容：

注射用赖氨匹林　　　　　　　　0.2g, iv. drip, qd

蒲地蓝消炎口服液　　　　　　　2.5ml, po, tid

【处方问题】 遴选的药品不适宜：注射用赖氨匹林3个月以下婴儿禁用。16岁以下儿童慎用。

【处方分析】 1. 赖氨匹林为阿司匹林与赖氨酸的复盐，属于非甾体抗炎药。在体内解离为阿司匹林，发挥解热、镇痛、抗炎等作用。由于儿童肝功能发育不成熟，易引发肝功能损害（转氨酶升高）、听力损害、溶血性贫血，对流感和水痘等病毒性疾病患者，有罕见但危及生命的瑞氏综合征。

2. 阿司匹林及其复合制剂原则不用于儿童退热。且赖氨匹林说明书指出16岁以下儿童慎用，3个月以下婴儿禁用。该婴儿不应选择注射用赖氨匹林退热。

【干预建议】 1. 儿童退热药建议优先选择对乙酰氨基酚或布洛芬口服。

2. 一般不推荐对小于3个月的婴儿使用对乙酰氨基酚。一般不推荐小于6个月的婴儿使用布洛芬。与较大婴儿及儿童相比，小于6个月的婴儿肾功能相对有限，肾毒性风险可能会增加。

3. 该患儿 3 个月，可选择对乙酰氨基酚对症治疗。对乙酰氨基酚的剂量为一次 10～15mg/kg（最大单次剂量为 800～1000mg），口服，每 4～6 小时 1 次（24 小时内不超过 5 次）。

案例3

【处方描述】

性别：男　年龄：3 岁　体重：15kg

临床诊断：发热、急性上呼吸道感染

处方内容：

    阿司匹林肠溶片　　　　　　　　0.1g, po, tid
    头孢呋辛酯片　　　　　　　　　0.125g, po, bid

【处方问题】　1. 药物选择不适宜：阿司匹林原则上不用于儿童退热。

2. 适应证不适宜：上呼吸道感染使用抗菌药物需明确指征及诊断。

【处方分析】　1. 阿司匹林，因其对于儿童有严重的不良反应，不推荐在发热患者中使用，尤其有发热及脱水者，使用阿司匹林易出现毒性反应，特别是瑞氏综合征相关。使用前需排除阿司匹林禁忌证，包括明确感染或已暴露于水痘或流感病毒的患者。

2. 急性上呼吸道感染，多数为病毒感染，无使用抗菌药物的指征，如合并或继发细菌感染，需明确诊断。

【干预建议】　1. 依据 WHO 制定的《儿童常见病管理指南》关于发热儿童管理的推荐意见：常规退热建议选用对乙酰氨基酚或布洛芬口服，但也应避免同时服用。

2. 对乙酰氨基酚的剂量为一次 10～15mg/kg（最大单次剂量为 800～1000mg），口服，每 4～6 小时 1 次（24 小时内不超过 5 次）。

3. 布洛芬剂量是每剂 10mg/kg，口服，每 6 小时 1 次，日最大剂量为 40mg/kg。

4. 急性上呼吸道感染一般无使用抗菌药物指征，如有感染需明确诊断。

案例4

【处方描述】

性别：女　年龄：1 岁　体重：10kg

临床诊断：发热

处方内容：

    痰热清注射液　　　　　　　　　10ml, iv. drip, qd

0.9%氯化钠注射液	100ml，iv. drip，qd
布洛芬混悬液	5ml，po，体温大于38.5℃服用

【处方问题】 1. 药物遴选不适宜：痰热清注射液在2岁以下儿童中禁用。

2. 用法用量不适宜：药品说明书中儿童用法用量按体重0.3～0.5ml/kg，最高剂量20ml，一日1次。

【处方分析】 1. 痰热清注射液说明书注明24个月以下婴幼儿禁用。该患儿1岁，使用该药品违反说明书禁忌证。

2. 痰热清注射液针对儿童用法用量按体重0.3～0.5ml/kg，最高剂量20ml，一日1次。因其辅料含丙二醇，有过敏性休克的报道，使用应排除过敏高危人群。

【干预建议】 1. 中医药需要辨证施治，可明确中医诊断后，根据《小儿急性发热中西医结合治疗专家共识》，另选择恰当的药品。中药注射液的使用因缺少循证医学/药学的证据，有些甚至缺乏临床试验数据，使用中药注射液遵循说明书提示或权威的指南辨证施治选择。

2. 儿童患者身体发育尚未完全，在药品遴选及用法用量上更应谨慎选择，尽量避免不良反应。

3. 依据WHO制定的《儿童常见病管理指南》关于发热儿童管理的推荐意见：常规退热可选用对乙酰氨基酚或布洛芬口服。对乙酰氨基酚的剂量为一次10～15mg/kg（最大单次剂量为800～1000mg），口服，每4～6小时1次（24小时内不超过5次）。布洛芬剂量是每剂10mg/kg，口服，每6小时1次，日最大剂量为40mg/kg。

案例5

【处方描述】

性别：男 年龄：3岁 体重：15kg

临床诊断：发热、急性上呼吸道感染

处方内容：

尼美舒利颗粒	50mg，po，prn
小儿豉翘清热颗粒	3g，po，tid

【处方问题】 药物遴选不适宜：尼美舒利在12岁以下儿童禁用。

【处方分析】 1. 依据《解热镇痛药在儿童发热对症治疗中的合理用药专家共识（2020版）》，尼美舒利因其严重的药物不良反应，包括皮肤损害、肝衰竭、瑞氏综合征等，说明书明确指出不得用于12岁以下的儿童退热。

2. 该药说明书中指出：禁止12岁以下儿童使用。本患儿3岁，为说明书禁用年龄段，属于遴选的药品不适宜。

【干预建议】 1. 儿童解痛退热药为乙酰氨基酚或布洛芬，但也应避免同时服用。

2. 对乙酰氨基酚的剂量为一次 10～15mg/kg（最大单次剂量为 800～1000mg），口服，每4～6小时1次（24小时内不超过5次）。

3. 布洛芬剂量是每剂 10mg/kg，口服，每6小时1次，日最大剂量为40mg/kg。

 案例6

【处方描述】

性别：女 年龄：3岁 体重：15kg

临床诊断：发热、急性扁桃体炎

处方内容：

布洛芬缓释片   0.15g, po, prn

小儿金翘颗粒   5g, po, tid

【处方问题】 1. 药品剂型或给药途径不适宜。

2. 用法用量不适宜。

【处方分析】 1. 布洛芬缓释片不得掰碎服用，该剂型的药物如掰碎服用可导致药物释放过快、药物浓度过大引发剂量相关性的不良反应如对消化道的刺激作用、肝功能损伤等。

2. 布洛芬在服药过程中如为普通制剂应间隔4～6小时方可重复给药，如为缓释制剂应间隔12小时方可重复给药。药品使用频次为"发热时"，没有清晰注明时间间隔。

【干预建议】 建议换用儿童适合的液体类剂型，如布洛芬混悬滴剂或溶液剂。剂量按每次 10mg/kg，频次注明发热≥38.5℃时服，每次服用间隔不小于6小时。

 案例7

【处方描述】

性别：女 年龄：1岁 体重：10kg

临床诊断：发热、急性化脓性扁桃体炎

处方内容：

对乙酰氨基酚滴剂   3ml, po, prn

| 阿莫西林颗粒 | 0.1g，po，tid |
| 蒲地蓝消炎口服液 | 3ml，po，tid |

【处方问题】 药物剂量不适宜：对乙酰氨基酚剂量过大。

【处方分析】 1. 对乙酰氨基酚不同制剂浓度有差异，滴剂浓度为10%（100mg/ml），对乙酰氨基酚溶液剂浓度为3.2%（32mg/ml），两者为相邻相似药品，剂量相差3倍，易混淆。

2. 婴儿、儿童和青少年用于退热的剂量为每次10~15mg/kg，间隔4~6小时给药，24小时内服药不超过5次，日最大剂量不超过75mg/kg。

3. 该患儿10kg，推荐剂量为每次100~150mg（每次1~1.5ml），对乙酰氨基酚滴剂3ml含300mg剂量过大。

【干预建议】 1. 修正为乙酰氨基酚滴剂的恰当剂量，即每次1ml。

2. 补充用药频次为发热≥38.5℃时服用，每次服用间隔不小于4小时。

 案例8

【处方描述】

性别：男　年龄：3岁　体重：15kg

临床诊断：发热、急性上呼吸道感染

处方内容：

对乙酰氨基酚溶液	5ml，po，prn
对乙酰氨基酚栓剂	0.15g，塞肛，prn
蒲地蓝消炎口服液	5ml，po，tid

【处方问题】 重复给药不适宜：对乙酰氨基酚栓剂和溶液合用导致剂量过大。

【处方分析】 该患者处方中出现两种对乙酰氨基酚的制剂。对乙酰氨基酚儿童剂量为每次10~15mg/kg，体重15kg儿童推荐剂量最大为225mg，若两药同时使用，处方单次剂量310mg，超过300ml（225mg），剂量过大，属于重复用药。

【干预建议】 根据小孩的用药依从性选择其中一种对乙酰氨基酚制剂，并指明prn为腋温≥38.5℃的情况使用，且每日用药不大于5次。

 案例9

【处方描述】

性别：男　年龄：3岁　体重：15kg

临床诊断：发热、急性咽炎

处方内容：

对乙酰氨基酚溶液	5ml，po，prn
布洛芬混悬液	5ml，po，prn
小儿豉翘清热颗粒	3g，po，tid

【处方问题】　联合给药不适宜：对乙酰氨基酚和布洛芬原则上不推荐联合或交替使用。

【处方分析】　依据《解热镇痛药在儿童发热对症治疗中的合理用药专家共识（2020 版)》不推荐布洛芬和对乙酰氨基酚联合或交替使用，两药的联合使用可能会导致给药混乱、肝肾毒性等不良反应发生的增加。

【干预建议】　建议单用对乙酰氨基酚或布洛芬溶液口服。

 案例 10

【处方描述】

性别：男　年龄：3 岁　体重：14kg

临床诊断：发热、皮疹

处方内容：

夫西地酸注射液	0.13g，iv. drip，qd
0.9% 氯化钠注射液	100ml，iv. drip，qd
盐酸西替利嗪滴剂	0.5ml，po，qn

【处方问题】　1. 用法用量不适宜：夫西地酸注射液剂量不适宜。

2. 适应证不适宜。

【处方分析】　1. 患儿诊断为发热，发热可分为感染性发热和非感染性发热两类。其中感染性发热常为细菌性和病毒性，只有细菌性感染性发热有指征使用抗菌药物，如患儿有相关诊断应明确写出相关诊断。

2. 处方单次剂量过大，但给药频次不足。夫西地酸注射液说明书儿童推荐剂量为 20mg/（kg·d），分 3 次给药，按 14kg 儿童应给药 280mg/d（一次 0.093g，一日 3 次)。该处方剂量远大于说明书推荐剂量且无相关理由支持增加剂量治疗，属用法用量不适宜。

【干预建议】　按说明书推荐剂量治疗，剂量应为一次 0.093g，一日 3 次。

二、呕吐

（一）疾病简介

呕吐是由于食管、胃或肠道呈逆向蠕动，伴有腹肌、膈肌强力痉挛性收缩，迫使食管或胃内容物从口、鼻腔中涌出。严重呕吐可致婴儿呼吸暂停、发绀，反复呕吐常导致水、电解质和酸碱平衡紊乱。新生儿和婴儿易发生呕吐物吸入致吸入性肺炎。长期呕吐可致营养障碍。年长儿呕吐前常有恶心先兆及咽部、脘腹部不适感，伴头晕、流涎、出汗、面色苍白等症状。新生儿和婴幼儿呕吐前无恶心先兆，表现为烦躁不安、哈欠、面色苍白、拒奶等。

（二）指南推荐的治疗方案

1. 积极处理原发病，如因肠道内外感染者应控制感染；消化道畸形或机械性肠梗阻者应及时外科手术解除梗阻，停用引起呕吐的药物，纠正不恰当的喂养方法；急性中毒者应及时洗胃。

2. 严密观察病情，记出入量，注意呕出物及大便的性状。注意体位，多采取头高、右侧卧位或平卧位，呕吐小儿头侧向一边，以防误吸。呕吐剧烈者或疑为外科性疾病者应暂时禁食。对新生儿吞咽羊水所致的呕吐可用 1% 碳酸氢钠溶液或清水洗胃。

3. 可酌情使用解痉药（如阿托品、颠茄合剂）、镇静药（如氯丙嗪、异丙嗪、苯巴比妥）。甲氧氯普胺有中枢镇吐作用，外科性疾病如机械性肠梗阻、肠穿孔腹膜炎等致的呕吐，上述药物应慎用。有水、电解质及酸碱失衡者应静脉补液给予纠正。明显腹胀者应行胃肠减压。

（三）处方审核案例分析

 案例 1

【处方描述】

性别：女　年龄：1 岁　体重：10kg

临床诊断：呕吐

处方内容：

小儿腹泻贴	1 贴，外用，qd
多潘立酮口服液	3mg，po，tid

【处方问题】　适应证不适宜（小儿腹泻贴）。

【处方分析】　小儿腹泻贴温中健脾，散寒止泻；主要用于小儿脾胃虚寒性腹泻轻症。小儿腹泻贴无呕吐适应证。

【干预建议】　建议停用小儿腹泻贴。呕吐为儿科常见临床症状，不具备诊断疾病的特异性，许多疾病都可以表现为呕吐。一般情况下，婴幼儿最常见的还是因消化道功能异常造成的恶心、呕吐。在确定了病因确系胃肠功能紊乱而非器质性病变引起的呕吐之后，再考虑使用对症的药物治疗。

案例2

【处方描述】

性别：男 年龄：8岁 体重：25kg

临床诊断：呕吐

处方内容：

0.9%氯化钠注射液	100ml，iv. drip，qd
注射用埃索美拉唑钠	20mg，iv. drip，qd
维生素B$_6$注射液	50mg，iv. drip，qd
5%葡萄糖氯化钠注射液	250ml，iv. drip，qd
头孢地尼分散片	50mg，po，bid
磷酸铝凝胶	16g，po，bid
复方甘草口服溶液	8ml，po，tid

【处方问题】 适应证不适宜（复方甘草口服溶液、维生素B$_6$）。

【处方分析】 1. 复方甘草口服溶液适用于呼吸系统感染引起的咳嗽、咳痰等症状，无"呕吐"适应证。与临床诊断不符合。

2. 根据《维生素制剂临床应用专家共识》及药品说明书，维生素B$_6$仅用于妊娠剧吐。因此，维生素B$_6$用于该患儿呕吐属于适应证不适宜。

【干预建议】 建议停用复方甘草口服溶液及维生素B$_6$。呕吐为儿科常见临床症状，不具备诊断疾病的特异性，许多疾病都可以表现为呕吐。学龄期儿童呕吐的发生率较高，可引起呕吐的原因很多，其中胃肠道感染是最易引起呕吐的情况。当发生其他感染性疾病时，如呼吸道感染、泌尿道感染、传染性肝炎等，亦可出现呕吐的症状。此外，器质性的病变，如该年龄组儿童常见的急腹症，其主要症状亦是呕吐症状。在确定了病因确系胃肠功能紊乱而非器质性病变引起的"故障"之后，再考虑使用对症的药物治疗。

 案例3

【处方描述】

性别：男 年龄：8岁 体重：26kg

临床诊断：呕吐 查因：急性胃炎？

处方内容：

0.9%氯化钠注射液	100ml，iv. drip，qd
注射用头孢呋辛钠	1.5g，iv. drip，qd
5%葡萄糖注射液	250ml，iv. drip，qd

| 维生素 B_6 注射液 | 50mg, iv. drip, qd |
| 维生素 C 注射液 | 0.5g, iv. drip, qd |

【处方问题】 1. 适应证不适宜（注射用头孢呋辛钠、维生素 B_6 注射液、维生素 C 注射液）。

2. 用量不适宜（注射用头孢呋辛钠）。

【处方分析】 1. 根据《抗菌药物临床应用实施细则》及《抗菌药物药代动力学/药效学理论临床应用专家共识》，头孢呋辛属于时间依赖型抗菌药物，半衰期较短，约 70 分钟。因此，宜选用推荐日剂量分多次给药的方案，说明书推荐每日 3~4 次。本案例中注射用头孢呋辛钠每日 1 次给药欠合理，需要分多次给药。根据说明书头孢呋辛钠每日剂量为按体重 30 ~ 100mg/kg，分 3 次或 4 次给药。对于大多数感染，每日剂量按体重 60mg/kg 较为适合。该患儿单次剂量偏高，可改为 0.52g。

2. 根据《抗菌药物临床应用指导原则》（2015 年版），抗菌药物治疗性应用的基本原则是："诊断为细菌性感染者方有指征应用抗菌药物。"在未有感染指征的情况下应用抗菌药物，属于适应证不适宜。若确有细菌感染指征，建议在临床诊断中予以注明，以体现用药指征。本案例中，无感染性诊断，使用抗菌药物头孢呋辛不适宜。

3. 根据《维生素制剂临床应用专家共识》及药品说明书，维生素 B_6 仅用于妊娠剧吐，而维生素 C 注射液主要用于治疗坏血病、各种急慢性传染性疾病及紫癜等辅助治疗、慢性铁中毒的治疗等疾病。因此，维生素 B_6 及维生素 C 用于呕吐、急性胃炎属于适应证不适宜。

【干预建议】 1. 调整头孢呋辛剂量为 0.52g, tid。

2. 停用维生素 B_6 注射液、维生素 C 注射液。

 案例 4

【处方描述】

性别：男 年龄：11 个月 体重：9kg

临床诊断：呕吐查因

处方内容：

| 神曲消食口服液 | 5ml, po, tid |
| 开塞露 | 10ml, 塞肛, qd |

【处方问题】 临床诊断不明确。

【处方分析】 1. 婴儿呕吐的原因有很多，主要可分为内科性呕吐和外科性呕吐。首先需要排除肠道的器质性外科病因，才能对症药物治疗。如果因为胃肠道功能消化不良导致的呕吐为内科性呕吐，可考虑服用神曲消食口服液。如果为肠道内部压力过大导致的呕吐，为外科性呕吐，可考虑使用开塞露。

2. 神曲消食口服液为中成药，根据《北京地区基层医疗机构中成药处方点评共识报告（2018 版）》，中医、中医全科、中西医结合类别的医师在开具中成药时，处方诊断应体现中医病证分型。

【干预建议】　建议明确内科性呕吐或外科性呕吐后，再对症给药。

三、腹痛

（一）疾病简介

腹痛是小儿外科门、急诊最常见的症状之一，病因复杂，涉及的疾病很多，其中大部分由腹腔脏器疾病引起，腹腔外疾病或全身性疾病也可引起。病变的性质可为器质性和功能性。有的腹痛起病急而剧烈，需要紧急外科手术治疗；有的起病慢而疾病轻微，可以药物治疗或择期手术。在儿科由于小儿不会说话或表达不清往往由家长代述，加上患儿查体不合作，往往只能依靠医生的经验和相关的辅助检查来诊断。对腹痛患儿务必认真询问病史，进行全面细致的体格检查和必要的辅助检查，综合分析做出定位和定性，及时处理。

（二）指南推荐的治疗方案

1. 纠正水、电解质紊乱及酸碱失衡　患儿伴有休克、脱水、酸中毒者应该迅速处理，注意补充由于禁食、呕吐、肠腔内渗液而丢失的液体、电解质，纠正由于代谢紊乱引起的酸碱失衡，同时注意补足生理需要量。

2. 镇痛　对腹痛患儿应行疼痛评估并及时处理，以缓解由于疼痛造成的危害，但在诊断未明确前禁用止痛药。应用解热镇痛药时，应该根据患儿的年龄、病情以及个体的差异全面地考虑，选择恰当的药物，合理使用，才能取得较好的临床效果。

3. 密切观察病情　暂时未能明确诊断者，应严密观察病情变化，反复进行体格检查及应用必要的辅助检查，随时掌握病情变化。

（三）处方审核案例分析

 案例 1

【处方描述】

性别：女　年龄：5 岁　体重：17kg

临床诊断：腹痛；消化不良

处方内容:

神曲消食口服液	5ml, po, tid
枯草杆菌二联活菌颗粒剂	1g, po, bid
复方丁香开胃贴	1 贴, 外用, tid
康复新液	5ml, po, prn

【处方问题】 1. 适应证不适宜（康复新液）。

2. 用法不适宜（复方丁香开胃贴）。

【处方分析】 1. 复方丁香开胃贴说明书用法为外用，置药丸于胶布护圈中，药芯对准肌部（神厥穴）贴 12 小时以上，一日 1 贴，3 贴为一疗程。处方中一天 3 次，用法不合理。

2. 根据《中国功能性消化不良专家共识意见》（2015 版），功能性消化不良主要推荐药物有质子泵抑制剂、H_2 受体拮抗剂、促胃动力药、消化酶等。对经验性治疗无效的消化不良患者可行幽门螺杆菌检测。康复新液用于瘀血阻滞，胃痛出血，胃、十二指肠溃疡，为无适应证用药。

【干预建议】 1. 调整复方丁香开胃贴用法为一日 1 贴。

2. 停用康复新液。

 案例 2

【处方描述】

性别：男　年龄：4 岁　体重：21kg

临床诊断：腹痛；急性上呼吸道感染

处方内容:

对乙酰氨基酚混悬滴剂	3ml, po, bid
保济口服液	10ml, po, tid
云实感冒合剂	5ml, po, tid
布洛芬混悬液	6ml, po, prn

【处方问题】 1. 用法不适宜（对乙酰氨基酚混悬滴剂）。

2. 重复给药（对乙酰氨基酚混悬滴剂与布洛芬混悬液）。

【处方分析】 1. 对乙酰氨基酚和布洛芬均为解热镇痛药，药理作用相同，且同时使用会增加药品的肝肾毒性。根据《中国 0 至 5 岁儿童病因不明的急性发热诊断处理指南》，严重持续性高热建议采用退热剂交替使用方法。因此，如果该患儿必须交替使用两种退热药，需注明使用方法与条件。

2. 根据《中国 0 至 5 岁儿童病因不明的急性发热诊断和处理若干问题循证指南（标准版)》，3 个月以上儿童体温 >38.5℃ 和（或）出现明显不适时，可采用退热剂；高热时推荐应用退热剂与温水擦身物理降温联合退热。对乙酰氨基酚给药频次是一日 2 次（bid），不适宜。应改为"必要时"并注明使用条件。

【干预建议】　建议停用对乙酰氨基酚混悬滴剂；或修改对乙酰氨基酚滴剂使用频次为"必要时"并注明使用条件。

四、咳嗽

（一）疾病简介

咳嗽是机体的防御性神经反射，有利于清除呼吸道分泌物和有害因子，但频繁剧烈的咳嗽会对患者的学习、生活和社会活动造成严重影响。咳嗽通常按时间分为 3 类，即急性咳嗽、亚急性咳嗽和慢性咳嗽。急性咳嗽 <3 周，亚急性咳嗽为 3~8 周，慢性咳嗽 >8 周。咳嗽按性质又可分为干咳与湿咳。建议以每天痰量 >10ml 作为湿咳的标准。不同类型的咳嗽具有不同的病因分布特点。

（二）指南推荐的治疗方案

轻度咳嗽不需进行镇咳治疗。咳嗽可由多种原因所致，治疗的关键在于病因治疗，镇咳药物只能起到短暂缓解症状的作用。但严重的咳嗽，如剧烈干咳或频繁咳嗽影响休息和睡眠时，则可适当给予镇咳治疗。痰多患者宜用祛痰治疗。

1. 镇咳药物　一般根据其药理作用机制将镇咳药分为中枢性和外周性两大类。中枢性镇咳药是指作用于延髓咳嗽中枢的一个或多个位点而起到镇咳效果的药物；外周性镇咳药指与咳嗽反射弧上的咳嗽感受器、传入神经、传出神经及效应器部位受体结合产生镇咳效果的药物。

婴幼儿一般不适合使用中枢性镇咳药，如可待因、喷托维林、右美沙芬等。婴幼儿的呼吸系统发育尚不成熟，咳嗽反射较差，气道管腔狭窄，血管丰富，纤毛运动较差，痰液不易排出。一旦咳嗽，便给予较强的止咳药，咳嗽虽然能得到控制，但气管黏膜上的纤毛上皮细胞的运痰功能和支气管平滑肌的收缩蠕动功能均受到了抑制，痰液不能顺利排出，大量痰液蓄积在气管内，从而影响呼吸功能。

（1）中枢性镇咳药　该类药物对延脑中枢具有抑制作用，根据其是否具有成瘾性和麻醉作用又可分为依赖性和非依赖性镇咳药。前者为吗啡类生物碱及其衍生物，具有十分明显的镇咳作用，由于具有成瘾性，仅在其他治疗无效时短暂使用。后者多为人工合成的镇咳药，如右美沙芬和喷托维林等，临床应用十分广泛。

1）依赖性镇咳药：可待因直接抑制延脑中枢，止咳作用强而迅速，同时亦具有镇痛和镇静作用，可用于病因不明、治疗效果不佳且剧烈干咳和刺激性咳嗽，尤其是伴有胸痛的干咳。福尔可定作用与可待因相似，但成瘾性较之为弱。

2）非依赖性镇咳药：右美沙芬是目前临床上应用最广的镇咳药，作用与可待因相似，但无镇痛和催眠作用，治疗剂量对呼吸中枢无抑制作用，亦无成瘾性。推荐使用含有右美沙芬的复方镇咳药物，对治疗成人慢性咳嗽有一定疗效。

喷托维林作用强度为可待因的 1/3，同时具有抗惊厥和解痉作用。青光眼及心功能不全者应慎用。

右啡烷为右美沙芬的代谢产物，患者的耐受性更好，今后可能取代右美沙芬而用于临床治疗。

（2）外周性镇咳药　也称为末梢镇咳药，通过抑制咳嗽反射弧中的某一环节而起到镇咳作用。这类药物包括局部麻醉药和黏膜防护剂。

1）那可丁是阿片所含的异喹啉类生物碱，作用与可待因相当，无依赖性，对呼吸中枢无抑制作用，适用于不同原因引起的咳嗽。

2）苯丙哌林是非麻醉性镇咳药，作用为可待因的 2~4 倍。可抑制外周传入神经，亦可抑制咳嗽中枢。

3）莫吉司坦是外周性非麻醉性镇咳药，作用较强。

4）苯佐那酯是丁卡因衍生物，具有较强的局部麻醉作用，抑制咳嗽反射的传入神经。

2. 祛痰药物　祛痰治疗可提高咳嗽对气道分泌物的清除效率。祛痰药的作用机制包括：增加分泌物的排出量；降低分泌物黏稠度；增强纤毛的清除功能。祛痰药物种类繁多，其有效性除个别药物外尚需更多循证医学证据。常见祛痰药如下。

（1）愈创木酚甘油醚　美国 FDA 唯一批准的祛痰药物。可刺激胃黏膜，反射性引起气道分泌物增多，降低痰液黏稠度，并有一定的支气管舒张作用，达到增强黏液排出的效果。常与抗组胺药、镇咳药、减充血剂配伍使用。

（2）桃金娘油　桃金娘科树叶的提取物，属于挥发性植物油，主要成分包括桉油精、柠檬烯及 α－蒎烯。常用药物为桉柠蒎和标准桃金娘油，能促进气道和鼻窦黏膜纤毛运动，可用于急性支气管炎、慢性支气管炎和鼻窦炎等疾病。

（3）氨溴索和溴己新　两者均属于黏液溶解药，氨溴索是溴己新在体内的代谢产物，破坏黏蛋白的酸性黏多糖结构，使分泌物黏滞度下降，还可促进纤毛运动，增强抗生素在呼吸道的浓度。

（4）乙酰半胱氨酸　可使黏液糖蛋白多肽链的硫键断裂，降低痰的黏滞度。

（5）羧甲司坦　可使黏蛋白的二硫键断裂，降低分泌物黏滞度。厄多司坦是其前体药物，口服经代谢产生 3 个含有游离巯基的代谢产物而发挥药理作用。

（6）其他　高渗盐水及甘露醇吸入可提高气道黏液分泌的水合作用，改善黏液的生物流变学，从而促进黏液清除。联合应用支气管舒张剂可提高部分患者的咳嗽清除能力。

（三）处方审核案例分析

 案例 1

【处方描述】

性别：女　年龄：7 岁　体重：22kg

临床诊断：上呼吸道感染、咳嗽

处方内容：

蛇胆陈皮口服液	10ml，po，bid
孟鲁司特钠咀嚼片	6mg，po，qn

【处方问题】　适应证不适宜（孟鲁司特钠咀嚼片）。

【处方分析】　1. 根据《咳嗽的诊断与治疗指南（2015）》，病毒感染是感冒的主要病因。儿童咳嗽的治疗原则为明确病因，针对病因进行治疗。如病因不明，或年龄太小无法进行相关检查，可进行经验性治疗或对症治疗。如果治疗后咳嗽症状没有缓解，应重新评估。镇咳药物不宜应用于婴儿。推荐由第一代抗组胺药物、减充血剂联合镇咳药物的复方制剂治疗伴有咳嗽的普通感冒。

2. 根据《白三烯受体拮抗剂在儿童常见呼吸系统疾病中的临床应用专家共识》，孟鲁司特钠咀嚼片适用于儿童咳嗽变异性哮喘预防和长期治疗。根据《GINA 全球哮喘处理和预防策略》，不符合哮喘表现的患儿，在每 6～8 周发作一次的频率情况下才推荐使用孟鲁司特钠等白三烯拮抗剂作为备选药物。该患儿诊断为上呼吸道感染，无使用孟鲁司特钠指征。

【干预建议】　建议停用孟鲁司特钠咀嚼片。

 案例 2

【处方描述】

性别：女　年龄：3 岁 9 个月　体重：16.5kg

处方诊断：咳嗽

处方内容：

喉咽茶合剂	5ml，po，tid
硫酸庆大霉素注射液	1 支，雾化吸入，qd
地塞米松磷酸钠注射液	1 支，雾化吸入，qd

【处方问题】　1. 适应证不适宜（地塞米松磷酸钠注射液）。

2. 用法不适宜（地塞米松磷酸钠注射液、硫酸庆大霉素注射液）。

【处方分析】 根据《雾化吸入在咽喉科疾病药物治疗中应用专家共识》，吸入性糖皮质激素是目前最强的咽喉及气道局部抗炎药物，可有效控制局部炎症、消除水肿、改善症状，广泛应用于多种咽喉科疾病。《2012 成人慢性气道疾病雾化吸入治疗专家共识》中指出，地塞米松水溶性较大，难以通过细胞膜与糖皮质激素受体结合而发挥作用，由于雾化吸入的地塞米松与气道黏膜组织结合较少，导致肺内沉积率低，气道内滞留时间短，难以通过吸入而发挥局部抗炎作用。吸入用庆大霉素的治疗方法在我国临床较常见，其尚无明确的使用标准，安全性尚缺乏充分的循证医学证据。而且静脉制剂中含有防腐剂等，可诱发支气管哮喘，故不推荐使用。

【干预建议】 建议停用地塞米松磷酸钠注射液和硫酸庆大霉素注射液；加用布地奈德气雾剂。布地奈德已被纳入《国家基本药物目录（2018 年版）》及《世界卫生组织儿童基本用药目录》（适用于 12 岁以下儿童），也是目前美国食品药品监督管理局批准的可以用于≤4 岁儿童的雾化糖皮质激素。推荐雾化使用布地奈德气雾剂。

 案例 3

【处方描述】

性别：男　年龄：3 岁　体重：15kg

临床诊断：咳嗽

处方内容：

小儿消积止咳口服液	10ml，po，tid
愈酚伪麻口服溶液	4ml，po，tid
健胃消食口服液	10ml，po，tid

【处方问题】 1. 适应证不适宜（健胃消食口服液、愈酚伪麻口服溶液）。

2. 联合用药不适宜（小儿消积止咳口服液、健胃消食口服液）。

【处方分析】 1. 根据《咳嗽的诊断与治疗指南（2015）》，病毒感染是感冒的主要病因。儿童咳嗽的治疗原则为明确病因，针对病因进行治疗。如病因不明，或年龄太小无法进行相关检查，可进行经验性治疗或对症治疗。如果治疗后咳嗽症状没有缓解，应重新评估。镇咳药物不宜应用于婴儿。推荐由第一代抗组胺药物、减充血剂联合镇咳药物的复方制剂治疗伴有咳嗽的普通感冒。健胃消食口服液适用于脾胃虚弱所致食积导致的消化不良，无使用该药指征。愈酚伪麻口服溶液含有愈创木酚甘油醚及伪麻黄碱成分，可缓解由感冒、呼吸道过敏或其他相关疾病引起的鼻塞和咳嗽、咳痰、痰液黏稠等症状。本案例中，诊断为咳嗽，无鼻塞、流鼻涕症状描述，不适宜使用伪麻黄碱成分，建议更换愈创甘油醚糖浆。

2. 小儿消积止咳口服液、健胃消食口服液均有中医食积的适应证，且主要成分山楂重复。

【干预建议】　1. 建议停用健胃消食口服液。

2. 建议更换愈酚伪麻口服溶液为愈创甘油醚糖浆。

第三章

常见呼吸系统疾病处方审核

一、流行性感冒

（一）疾病简介

在流行性感冒（以下简称流感）流行季节，有超过40%的学龄前儿童及30%的学龄儿童罹患流感。一般健康儿童感染流感病毒可能表现为轻型流感，主要症状为发热、咳嗽、流涕、鼻塞及咽痛、头痛，少部分出现肌痛、呕吐、腹泻。婴幼儿流感的临床症状往往不典型，可出现高热惊厥。新生儿流感少见，但易合并肺炎，常有败血症表现。

（二）指南推荐的治疗方案

1. 一般治疗 患儿呼吸道隔离1周或至主要症状消失。卧床休息，多饮水，给予流食或半流质饮食，进食后以温盐水或温开水漱口，保持鼻咽、口腔清洁卫生。

2. 对症治疗 有高热烦躁者可给予解热镇静剂，酌情选用阿司匹林、安乃近、苯巴比妥等。高热显著、呕吐剧烈者应给予适当补液。儿童忌用阿司匹林或含阿司匹林的药物以及其他水杨酸制剂，因为此类药物与流感的肝脏和神经系统并发症即 Reye 综合征相关，偶可致死。

3. 抗病毒治疗

（1）神经氨酸酶抑制剂 在我国上市的神经氨酸酶抑制剂有奥司他韦和扎那米韦。大量临床研究结果显示，神经氨酸酶抑制剂能有效缓解流感患者的症状，缩短病程和住院时间，减少并发症的发生，节省医疗费用，并有可能降低某些人群的病死率，特别是在发病48小时内早期使用。奥司他韦为口服剂型，批准用于年龄 >1 岁的儿童和成人，年龄 <1 岁的儿童其安全性和有效性缺少足够资料，在紧急情况下，对于年龄 >3 个月的婴儿可使用奥司他韦。即使时间超过48小时，也应进行抗病毒治疗。儿童推荐用法：治疗年龄 ≥1 岁，体重 ≤15kg 者，每次 30mg，2 次/天；体重 15 ~ 23kg 者，每次 45mg，2 次/天；体重 24 ~ 40kg 者，每次 60mg，2 次/天；体重大于 40kg 者，每次 75mg，2 次/天

（年龄 6～11 个月者，每次 25mg，2 次/天；年龄 3～5 个月者，每次 20mg，2 次/天；年龄 <3 个月者，每次 12mg，2 次/天），疗程均为 5 天。不良反应包括胃肠道症状、咳嗽、支气管炎、头晕、疲劳以及神经系统症状（头痛、失眠、眩晕），曾有抽搐和神经精神障碍的报道，主要见于儿童和青少年，但不能确定与药物的因果关系。此外，偶有皮疹、过敏反应和肝胆系统异常。扎那米韦为粉雾吸入剂，用于年龄 >5 岁（英国）或 7 岁（美国）的儿童和成人，对照研究结果证明其与奥司他韦疗效没有差别。儿童推荐治疗用法：10mg（每粒 5mg）吸入，2 次/天（>7 岁）；预防 10mg（每粒 5mg）吸入，1 次/天（>5 岁）。偶可引起支气管痉挛和过敏反应，对有支气管哮喘等基础疾病的患者要慎重，其他不良反应较少。

（2）离子通道 M_2 阻滞剂 代表药物金刚烷胺，只对甲型流感病毒有效。其机制是抑制病毒增殖，使患者排毒量减少，排毒期和病程缩短。早期用药疗效好。金刚烷胺用法：1～9 岁，5～8mg/（kg·d）（不超过 150mg/d），1 次或分 2 次；≥10 岁，200mg/d，1 次或分 2 次，均用至症状消失后 24～48 小时。有口干、头晕、嗜睡、失眠和共济失调等不良反应。

4. 抗生素应用 避免盲目或不恰当使用抗菌药物，仅在流感继发细菌性肺炎、中耳炎和鼻窦炎等时才有使用抗生素的指征。药物选择原则如前述。重症流感住院期间（包括应用机械通气期间）发生肺炎，则按医院获得性肺炎（含呼吸机相关性肺炎）恰当、合理地选用抗生素。按照《抗菌药物临床应用指导原则（2015 年版）》执行。

5. 免疫调节剂 胸腺素、人源干扰素、白细胞介素等治疗病毒性感染有极大发展。流感流行时对体弱、年幼、年老及免疫低下者应用免疫调节剂可增强机体免疫功能促进康复。

6. 重症病例的治疗 重症病例可发生呼吸衰竭或循环衰竭（休克），需要进重症监护室进行液体复苏或机械通气治疗。

7. 中草药治疗 实验室筛选证明对流感病毒有抑制作用或灭活作用的中草药有板蓝根、紫草、桉叶、贯众、鹅不食草、茵陈蒿、金银花、黄连、黄芪、连翘等数种，可酌情选用。

（三）处方审核案例分析

 案例 1

【处方描述】

性别：男 年龄：3 岁 体重：15kg

临床诊断：流行性感冒

处方内容：

头孢曲松粉针剂	0.75g, iv. drip, qd
0.9%氯化钠注射液	100ml, iv. drip, qd
奥司他韦颗粒	30mg, po, bid

【处方问题】 适应证不适宜（头孢曲松粉针剂）。

【处方分析】 流行性感冒（流感）是由甲型或乙型流感病毒引起的急性呼吸系统疾病，原则上无抗生素适应证。抗生素应当仅用于治疗经证实或强烈怀疑急性流感出现细菌性并发症的情况，如细菌性肺炎、中耳炎和鼻窦炎。

【干预建议】 除并发细菌感染不常规使用抗菌药物，如有相关并发感染，完善诊断。

 案例2

【处方描述】

性别：男 年龄：1岁 体重：10kg

临床诊断：流行性感冒

处方内容：

维生素C片	0.1g, po, tid
帕拉米韦注射液	0.24g, iv. drip, qd
0.9%氯化钠注射液	100ml, iv. drip, qd

【处方问题】 1. 用法用量不适宜：剂量过大。

2. 药物选择不适宜：2岁以下使用帕拉米韦注射液为超说明书用药，原则上可口服患者优先选择奥司他韦口服。

【处方分析】 国家卫生健康委员会《流行性感冒诊疗方案（2019年版）》指出，帕拉米韦注射液儿童剂量为10mg/kg，10kg儿童每次0.24g剂量过大。根据美国疾病预防控制中心（CDC）的推荐，原则上对大多数儿童应首选口服奥司他韦，包括住院患儿和严重、伴有并发症的患儿。静脉用帕拉米韦应保留用于不能口服药物的住院患儿。

【干预建议】 1. 国家卫生健康委员会《流行性感冒诊疗方案（2019年版）》指出，帕拉米韦注射液儿童剂量为10mg/kg，10kg儿童每次0.24g剂量过大。

2. 根据美国CDC的推荐，原则上对大多数儿童应首选口服奥司他韦，包括住院患儿和严重、伴有并发症的患儿。静脉用帕拉米韦应保守用于不能口服药物的住院患儿。

案例 3

【处方描述】

性别：男 年龄：1岁 体重：10kg

临床诊断：流行性感冒

处方内容：

    利巴韦林注射液 0.1g，iv. drip，qd

    0.9%氯化钠注射液 100ml，iv. drip，qd

    布洛芬混悬液（0.6g∶30ml） 5ml，po，prn

【处方问题】 1. 药物遴选不适宜：利巴韦林注射液用于流感患儿不适宜。

2. 给药频次不适宜。

【处方分析】 1. 利巴韦林不良反应明显，可导致溶血性贫血等血液系统严重毒性，特别是注射给药，儿童应尽量避免使用。利巴韦林主要用于呼吸道合胞病毒感染，该药对引起流行性感冒的甲、乙型流感病毒治疗效果无循证医学证据。

2. 依据国家卫生健康委员会《流行性感冒诊疗方案（2019年版）》，儿童流行性感冒的推荐药物为奥司他韦和帕拉米韦。

【干预建议】 建议使用奥司他韦颗粒，30mg，po，bid。

 案例 4

【处方描述】

性别：男 年龄：2岁 体重：12kg

临床诊断：流行性感冒

处方诊断：

    奥司他韦胶囊 45mg，po，bid

    布洛芬混悬液（0.6g∶30ml） 6ml，po，prn

【处方问题】 药物剂型选择不适宜：奥司他韦胶囊用于2岁患儿不适宜。

【处方分析】 依据《流行性感冒诊疗方案（2019年版）》：体重≤15kg，推荐30mg，每日2次，服用5天。奥司他韦胶囊为成人剂型，每颗胶囊剂量为75mg，不适合儿童使用。

【干预建议】 建议换用奥司他韦颗粒30mg，bid，po。

 案例 5

【处方描述】

性别：男 年龄：22天 体重：4kg

临床诊断：流行性感冒（甲型）

处方内容：

　　奥司他韦颗粒　　　　　　　30mg，po，bid

　　氨溴索口服液　　　　　　　2.5ml，po，bid

【处方问题】　药物剂量不适宜：奥司他韦单次剂量偏大。

【处方分析】　依据国家卫生健康委员会《流行性感冒诊疗方案（2019 年版)》，确诊甲型流行性感冒奥司他韦 0～8 月龄推荐剂量：3mg/kg，每日 2 次，疗程 5 天，重症患者适当延长，该处方单次剂量过大。

【干预建议】　建议给予该患儿奥司他韦颗粒剂 12mg，bid，po。

 案例 6

【处方描述】

性别：男　年龄：2 岁　体重：12kg

临床诊断：流行性感冒

处方内容：

　　小儿豉翘清热颗粒　　　　　2g，po，bid

　　双黄连颗粒　　　　　　　　3g，po，bid

【处方问题】　1. 联合用药不适宜。

2. 重复用药。

【处方分析】　1. 小儿豉翘清热颗粒和双黄连颗粒成分中两者含相同的黄芩和连翘，属于重复给药，可导致药物不良反应风险增加。

2. 小儿豉翘清热颗粒用于小儿风热感冒挟滞证，发热咳嗽，鼻塞流涕，咽红肿痛，纳呆口渴，脘腹胀满，便秘或大便酸臭，溲黄。双黄连颗粒用于疏风解表，清热解毒。用于外感风热所致的感冒，症见发热、咳嗽、咽痛。建议补充中医诊断，辨证论治。

【干预建议】　建议补充中医诊断，结合中医理论辨证论治，避免儿童中成药相同成分重复治疗。

 案例 7

【处方描述】

性别：男　年龄：2 岁　体重：12kg

临床诊断：流行性感冒

处方内容：

　　匹多莫德口服液　　　　　　0.4g，po，bid

| 奥司他韦颗粒 | 0.4g, po, bid |

【处方问题】　1. 适应证不适宜（匹多莫德口服液）。

【处方分析】　匹多莫德用于慢性或反复发作的呼吸道感染和尿路感染的辅助治疗。国家药品监督管理部门2018年修订了该药的药品说明书，3岁以下儿童禁止使用，对3岁以上儿童也严格限定了使用的适应证。该处方属于适应证不适宜，超说明书用药。

【干预建议】　该流感患儿不应使用匹多莫德。

 案例8

【处方描述】

性别：男　年龄：1岁　体重：10kg

临床诊断：流行性感冒

处方内容：

注射用甲泼尼龙琥珀酸钠	20mg, iv. drip, qd
5% 葡萄糖注射液	100ml, iv. drip, qd
布洛芬混悬液（0.6g∶30ml）	5ml, po, prn

【处方问题】　无适应证用药：糖皮质激素用于流感患儿不适宜。

【处方分析】　《流行性感冒诊疗方案（2019年版）》中提出仅在流感病毒感染合并急性坏死性脑病，且无特殊治疗的情况下使用糖皮质激素。针对该处方未提及合并症，属于无适应证用药。

【干预建议】　该流感患儿不应使用糖皮质激素治疗。依据《流行性感冒诊疗方案（2019年版）》：体重≤15kg，推荐口服奥司他韦颗粒30mg，每日2次，服用5天。也可按症状加用对症治疗药物。

 案例9

【处方描述】

性别：男　年龄：1岁　体重：10kg

临床诊断：流行性感冒

处方内容：

静脉注射用免疫球蛋白	1g, iv. drip, qd
5% 葡萄糖注射液	100ml, iv. drip, qd
乙酰半胱氨酸颗粒	100mg, po, bid

【处方问题】　无适应证用药：免疫球蛋白用于流感患儿不适宜。

【处方分析】 依据国家卫生健康委员会《流行性感冒诊疗方案（2019年版)》，免疫球蛋白仅在流感病毒感染合并急性坏死性脑病，且无特效治疗的情况下使用。该处方未见相关描述，属于无适应证用药。

【干预建议】 该流感患儿不应使用免疫球蛋白治疗。依据《流行性感冒诊疗方案（2019年版)》：体重≤15kg，推荐口服奥司他韦颗粒30mg，每日2次，服用5天。也可按症状加用对症治疗药物。

二、急性上呼吸道感染

（一）疾病简介

儿童急性上呼吸道感染系由各种病原引起的上呼吸道急性感染（俗称"感冒"），是小儿最常见的疾病。该病主要侵犯鼻、鼻咽和咽部，根据主要感染部位的不同可诊断为急性鼻炎、急性咽炎、急性扁桃体炎等。病原体以病毒为主，可占原发性上呼吸道感染的90%以上，支原体和细菌较少见。病毒感染后，上呼吸道黏膜失去抵抗力，细菌可乘虚而入，并发混合感染。

（二）指南推荐的治疗方案

1. 对症治疗

（1）高热者可口服对乙酰氨基酚或布洛芬，亦可进行温水擦浴等降温。

（2）发生高热惊厥者可予以镇静、止惊等处理。

（3）鼻塞轻者不必处理，影响哺乳时，可于授乳前用5%麻黄碱1~2滴，滴鼻；咽痛时可含服咽喉片。

（4）中成药亦有较好的治疗效果。

2. 抗感染治疗

（1）抗病毒药物 大多数上呼吸道感染由病毒引起，病毒感染多具有自限性，以改善患儿舒适度等对症治疗为主。若为流感病毒感染，可用磷酸奥司他韦口服。合并结膜炎者，可用0.1%阿昔洛韦滴眼液滴眼。

（2）抗生素 细菌感染者可选用青霉素类、头孢菌素类、复方磺胺甲噁唑及大环内酯类抗生素。咽拭子培养阳性结果有助于指导抗菌治疗。若证实为链球菌感染或既往有风湿热、肾炎病史者，青霉素疗程应为10~14天。

（三）处方审核案例分析

 案例1

【处方描述】

性别：男 年龄：3岁 体重：15.9kg

临床诊断：急性上呼吸道感染

处方内容：

小儿豉翘清热颗粒	2g，po，bid
布洛芬混悬液	4ml，po，prn
小儿布洛芬栓	50mg，塞肛，prn

【处方问题】　1. 重复用药（布洛芬混悬液，小儿布洛芬栓）。

2. 用法书写不规范。

【处方分析】　急性上呼吸道感染是小儿时期常见疾病，主要为对症治疗和家庭护理。小儿退热对症治疗一般推荐对乙酰氨基酚或布洛芬。该患者处方中出现两种布洛芬的制剂，而且没有指明 prn 指何种情况，属于重复用药。

【干预建议】　根据小孩的用药依从性选择其中一种布洛芬制剂，并指明 prn 为腋温≥38.5℃的情况，且每日用药不大于 4 次。

 案例 2

【处方描述】

性别：女　年龄：6 岁　体重：25kg

临床诊断：急性上呼吸道感染

处方内容：

0.9% 氯化钠注射液	2ml，雾化吸入，bid
硫酸庆大霉素注射液	8 万 IU，雾化吸入，bid
地塞米松注射液	2mg，雾化吸入，bid

【处方问题】　1. 给药途径不适宜（硫酸庆大霉素注射液、地塞米松注射液）。

2. 超说明书用药。

3. 药品遴选不适宜。

【处方分析】　根据《雾化吸入疗法合理用药专家共识（2019 年版)》和《糖皮质激素吸入疗法在儿科应用的专家共识（2018 年修订版)》，具体分析如下。

1. 硫酸庆大霉素注射液、地塞米松注射液雾化给药，给药途径不适宜。硫酸庆大霉素注射液、地塞米松注射液说明书无雾化吸入的给药途径，选用注射剂等非雾化剂型给药，属于超说明书给药。鉴于静脉注射剂常含有酚、亚硝酸盐等防腐剂，吸入后可诱发哮喘发作，且非雾化吸入制剂的药物无法达到有效雾化颗粒要求，故一般不推荐非雾化剂型用于雾化吸入给药。

2. 地塞米松为水溶性糖皮质激素，结构上无亲脂基，其分子较大，多沉积在大气道，肺内沉积率低，局部抗炎作用弱，达不到相应效果，且地塞米松为长效激素，可持久抑制下丘脑－垂体－肾上腺轴，故《糖皮质激素雾化吸入疗法在儿科使用的专家共识（2018 年修订版)》不推荐地塞米松注射液雾化吸入给药。

3. 小儿上呼吸道感染，病原以病毒为多见，约占 90% 以上。硫酸庆大霉素为抗菌药物，对病毒无效，药品遴选欠妥当。

【干预建议】 建议卧床休息、清淡饮食、多饮水、加强营养及保持排便通畅；咽痛剧烈或高热时，可口服布洛芬或对乙酰氨基酚对症治疗。病毒性急性上呼吸道感染常为自限性，无需使用抗菌药物治疗。

案例 3

【处方描述】

性别：女 年龄：2 岁 10 个月 体重：15kg

临床诊断：急性上呼吸道感染

处方内容：

头孢克肟颗粒	25mg，	po，bid
磷酸奥司他韦颗粒	15mg，	po，bid
布洛芬混悬滴剂	1.5ml，	po，prn

【处方问题】 1. 无指征用药（头孢克肟颗粒、磷酸奥司他韦颗粒）。

2. 用法、用量不适宜。

3. 用法书写不规范。

【处方分析】 1. 急性上呼吸道感染是儿科最常见的社区获得性感染，大多由鼻病毒、冠状病毒、流感病毒、副流感病毒、腺病毒等所致，上呼吸道病毒缺乏特异治疗，病程有自限性，不需使用抗菌药物，予以对症治疗即可痊愈。但少数患者可为细菌性感染或在病毒感染基础上继发细菌性感染，此时可予以抗菌治疗。患儿炎症指标未见升高，无使用抗菌药物的指征。

2. 磷酸奥司他韦为神经氨酸酶抑制剂，可减少病毒在体内的复制，用于治疗甲、乙型流感。对鼻病毒、腺病毒、呼吸道合胞病毒、肠道病毒等引起的上呼吸道病毒感染无适应证。该患儿无流感接触史，未见流感病原学检查结果，属无适应证用药。

3. 磷酸奥司他韦可用于流感的治疗和预防，说明书对于体重≤15kg 儿童，推荐剂量为每次 30mg，每日 2 次。若患儿需用于流感的预防或治疗，剂量不足。

4. 患儿处方中布洛芬混悬滴剂，用法为 prn，并没有指明 prn 指何种情况，属于用法书写不规范。

【干预建议】 1. 停用抗菌药物。

2. 流感病毒病原学检测阳性，可给予磷酸奥司他韦颗粒每次 30mg，每日 2

次抗流感病毒。

案例4

【处方描述】

性别：男　年龄：4岁2个月　体重：16kg

临床诊断：急性上呼吸道感染

处方内容：

布洛芬混悬液　　　　　　　　3ml，po，prn

对乙酰氨基酚口服混悬液　　　5ml，po，prn

【处方问题】　联合用药不适宜。

【处方分析】　布洛芬和对乙酰氨基酚均为解热镇痛药。美国儿科学会关于儿童发热和退热剂使用的临床报告表明：对乙酰氨基酚和布洛芬联合治疗可能会增加给药不准确的可能性，并且可能会促发发热恐惧症。

【干预建议】　不要同时使用对乙酰氨基酚和布洛芬，二者选其一即可。

案例5

【处方描述】

性别：女　年龄：1岁　体重：9kg

临床诊断：急性上呼吸道感染

处方内容：

蓝芩口服液　　　　　　　5ml，po，bid

抗感解毒颗粒　　　　　　3g，po，tid

小儿咳喘灵颗粒　　　　　1袋，po，tid

【处方问题】　1. 重复用药。

2. 药物用法用量不适宜。

【处方分析】　1. 处方用了3种中成药，含有相同成分。其中含有板蓝根成分的有蓝芩口服液、抗感解毒颗粒、小儿咳喘灵颗粒。含有黄芩成分的有蓝芩口服液、抗感解毒颗粒。含栀子成分的有抗感解毒颗粒、蓝芩口服液。含金银花成分的有抗感解毒颗粒、小儿咳喘灵颗粒。属重复用药。

2. 三种中成药，前两种没有小儿剂量，按《中成药临床应用指导原则(2010版)》规定，3岁以下小儿剂量应为成人的四分之一，小儿咳喘灵颗粒说明书中两岁以下剂量是一次1g，一日3~4次。该处方中为1袋，常规1袋2g或10g，剂量过大。

【干预建议】 1. 建议功能主治相似的药物只选用 1 种，避免重复用药。

2. 中成药没有儿童剂量，按相关规定，3 岁以下宜给予成人量的四分之一。

案例 6

【处方描述】

性别：男　年龄：8 岁　体重：21kg

临床诊断：上呼吸道感染

处方内容：

阿奇霉素肠溶胶囊	0.25g，po，qd
氯雷他定片	10mg，po，qn
复方愈创木酚磺酸钾口服液	5ml，po，tid

【处方问题】 1. 无指征使用抗菌药物（阿奇霉素肠溶胶囊）。

2. 重复用药。

【处方分析】 1. 阿奇霉素为大环内酯类抗菌药物，对鼻病毒感染无效。患儿细菌感染指标未见异常，未见支原体感染证据，无指征使用阿奇霉素。

2. 复方愈创木酚磺酸钾口服液成分为盐酸异丙嗪、愈创木酚磺酸钾、氯化铵，其中盐酸异丙嗪与处方中的氯雷他定同为 H_1 受体拮抗剂，属重复用药。

3. 鼻病毒为上呼吸道感染常见病原体，感染的病理有自限性，以对症治疗为主，无需使用抗菌药物。

【干预建议】 1. 避免使用抗菌药物。

2. 停用氯雷他定片。

案例 7

【处方描述】

性别：女　年龄：11 个月　体重：10kg

临床诊断：上呼吸道感染

处方内容：

地塞米松磷酸钠注射液	2mg，iv. drip，qd
氯化钠注射液	100ml，iv. drip，qd
喜炎平注射液	2ml，iv. drip，qd

【处方问题】 1. 违反药品禁忌证（喜炎平注射液）。

2. 药物配伍不适宜。

【处方分析】 1 岁以下儿童禁用喜炎平注射液。喜炎平注射液为穿心莲内酯磺化物的中药注射剂，严禁混合配伍。

【干预建议】　小儿上呼吸道感染，病原以病毒为多见。病毒性上呼吸道感染常为自限性，建议卧床休息、清淡饮食、多饮水、加强营养及保持排便通畅；体温≥38℃时，可口服布洛芬或对乙酰氨基酚对症治疗。

 案例 8

【处方描述】

性别：女　年龄：1岁　体重：10kg

临床诊断：急性上呼吸道感染

处方内容：

盐酸西替利嗪滴剂	2.5ml，po，tid
双扑伪麻分散片	1片，po，tid

【处方问题】　1. 重复用药。

2. 用法用量错误（盐酸西替利嗪）。

【处方分析】　1. 双扑伪麻分散片含马来酸氯苯那敏，与盐酸西替利嗪同为 H_1 受体阻断剂，两种药品作用机制相似，为重复用药。

2. 盐酸西替利嗪滴剂药品规格为 10mg/ml，1～2 岁儿童剂量应为 0.25ml，相当于 2.5mg（5滴）。

【干预建议】　1. 两种药品不应联用。

2. 盐酸西替利嗪滴剂剂量用法应改为 1 日 2 次，每次 0.25ml（5滴）。

 案例 9

【处方描述】

性别：女　年龄：3岁　体重：15kg

临床诊断：急性上呼吸道感染

处方内容：

利巴韦林注射液	150mg，iv. drip，qd
氯化钠注射液	100ml，iv. drip，qd

【处方问题】　1. 超说明书用药（利巴韦林注射液）。

2. 用法用量不适宜。

【处方分析】　1. 利巴韦林为广谱抗病毒药，对于上呼吸道感染效果不确切。说明书适应证是呼吸道合胞病毒引起的病毒性肺炎和支气管炎，属于超说明书用药。

2. 利巴韦林药品说明书指出：用氯化钠注射液或 5% 葡萄糖注射液稀释成 1mg/ml 浓度的溶液后静脉缓慢滴注。此处方将 150mg 的利巴韦林注射液溶于 100ml 的氯化钠注射液中，浓度超过说明书建议，不良反应风险增加。

【干预建议】 避免使用利巴韦林注射液治疗小儿上呼吸道感染。病毒性上呼吸道感染常为自限性，建议卧床休息、清淡饮食、多饮水、加强营养及保持排便通畅；体温≥38℃时，可口服布洛芬或对乙酰氨基酚对症治疗。

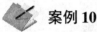
案例 10

【处方描述】

性别：女　年龄：6 岁　体重：22kg

临床诊断：急性上呼吸道感染，痰热犯肺

处方内容：

肺力咳合剂	10ml，po，tid
蛇胆陈皮液	5ml，po，tid

【处方问题】 1. 药品遴选不适合（蛇胆陈皮液）。

2. 药物作用相互拮抗。

【处方分析】 1. 蛇胆陈皮液成分为蛇胆汁、陈皮（蒸），有顺气化痰、祛风健胃的作用，适用于风寒咳嗽、痰多呃逆。该患儿中医诊断为痰热犯肺，药品遴选不适宜。

2. 肺力咳合剂含黄芩、前胡、百步、红花龙胆、梧桐根、白花蛇舌草、红管药，有清热解毒、镇咳祛痰的作用，适用于肺热咳嗽，与处方中蛇胆陈皮液二者作用相悖。

【干预建议】 选用肺热咳喘合剂治疗。

案例 11

【处方描述】

性别：男　年龄：2 岁 6 个月　体重：13kg

临床诊断：疱疹性咽炎

处方内容：

赖氨醇肌醇维 B_{12} 口服液	3ml，po，bid
柴黄颗粒	2g，po，bid
磷酸奥司他韦颗粒	15mg，po，bid

【处方问题】 药品品种不适宜（磷酸奥司他韦颗粒）。

【处方分析】　根据《疱疹性咽峡炎诊断及治疗专家共识》（2019年版），疱疹性咽峡炎是由肠道病毒感染引起的儿童急性上呼吸道感染性疾病。目前尚无特效抗肠道病毒药。治疗方案推荐以对症处理，改善患者的不适感为主，对因治疗选用干扰素α喷雾或雾化有一定疗效。奥司他韦对预防和治疗流感病毒有效，但尚无证据支持对肠道病毒有效。

【干预建议】　建议停用磷酸奥司他韦颗粒，加用注射用重组人干扰素α2b合并氯化钠注射液雾化吸入，或者使用重组人干扰素α2b喷雾剂喷喉。

 案例12

【处方描述】

性别：女　年龄：10个月　体重：8kg

临床诊断：急性咽峡炎，急性支气管炎

处方内容：

氯化钠注射液　　　　　　　　　10ml，雾化吸入，qd

重组人干扰素α2b注射液　　　　300万IU，雾化吸入，qd

【处方问题】　有正当理由的超说明书用药（重组人干扰素α2b注射液）。

【处方分析】　1. 重组人干扰素α2b注射液说明书用法为皮下注射、肌内注射或者病灶注射，所以此处方为超说明书用药（超用药途径）。

2. 2018年《α干扰素在儿科临床合理应用专家共识》推荐重组人干扰素α2b注射液雾化吸入治疗各种呼吸道病毒感染。但需注意的是含有特殊辅料（如防腐剂苯甲醇）的注射剂不适宜用于雾化，以避免造成呼吸道黏膜的损害和炎症。

根据《疱疹性咽峡炎诊断及治疗专家共识》（2019年版），干扰素α是皮肤黏膜局部抗感染免疫的关键调节因子，黏膜局部给药可发挥局部抗病毒和免疫调节作用，选用干扰素α喷雾或雾化有一定疗效。但是，我国目前尚无雾化吸入用干扰素α制剂药品，临床用药过程是将注射用重组人干扰素α2b作为雾化制剂使用的。药品使用的适应证、剂量、患者群体和给药途径等不在药监部门批准的说明书范围之内，故属于"超说明书用药"。

【干预建议】　严格按照雾化吸入的管理规范要求和专家共识使用注射用重组人干扰素α2b制剂进行雾化吸入。

 案例13

【处方描述】

性别：男　年龄：8岁2个月　体重：24kg

临床诊断：急性咽峡炎

处方内容：

地塞米松磷酸钠注射液	5mg，雾化吸入，qd
氯化钠注射液	20ml，雾化吸入，qd
注射用糜蛋白酶	4000IU，雾化吸入，qd
硫酸庆大霉素注射液	8万IU，雾化吸入，qd

【处方问题】 药品品种不适宜（地塞米松磷酸钠注射液、注射用糜蛋白酶、硫酸庆大霉素注射液）。

【处方分析】 1. 地塞米松、庆大霉素、糜蛋白酶这三类药物均无雾化剂型，属超说明书用药。急性喉炎治疗的重点是解除喉梗阻，应及早使用有效、足量的抗生素和激素以控制感染、消除水肿、减轻喉梗阻症状。该处方为传统的三联超声雾化治疗方案，称为"呼三联"。目前仍有部分医院在使用。传统认为"呼三联"具有药理学方面的使用依据。作用包括：通过利用地塞米松强大的抗炎作用，缓解变态反应，降低迷走神经的高反应性，从而阻止咽部淋巴滤泡释放炎症介质，由此减轻局部水肿；利用糜蛋白酶用于防治局部水肿和化痰；利用庆大霉素的抗生素作用，对于存在的感染因素进行局部治疗。因而三者协同起效。

2. 三者是否存在配伍禁忌尚不明确，也缺乏药代动力学和药效动力学等方面的证据支持"呼三联"可起到上述的药效。①地塞米松不能用于雾化，吸入性皮质激素不能随意使用全身用糖皮质激素替代，如地塞米松注射液，因为其水溶性较大，与气道黏膜的结合较少，肺内沉积率低，气道内滞留时间短，局部抗炎作用弱，且因地塞米松半衰期长，可持久抑制下丘脑-垂体-肾上腺轴，因而《糖皮质激素雾化吸入疗法在儿科应用的专家共识》不推荐地塞米松注射液雾化吸入。②根据《雾化吸入在咽喉科疾病药物治疗中应用专家共识》，超声雾化后糜蛋白酶效价下降明显，可引起组胺释放，导致过敏反应，因此糜蛋白酶进行雾化吸入治疗已被临床逐步淘汰。③庆大霉素属于碱性、水溶性药物，在碱性环境中发挥效果，而痰液的酸性、厌氧环境下抗菌活性会受到影响，而且硫酸庆大霉素注射液雾化颗粒较大，硫酸庆大霉素注射液静脉制剂中含有防腐剂等，可诱发支气管哮喘，故也不推荐雾化吸入使用。

3. 根据《糖皮质激素雾化吸入疗法在儿科应用的专家共识》，吸入性糖皮质激素雾化治疗能显著减轻水肿和炎症，有助于缓解病情，推荐采用雾化吸入布地奈德进行治疗，不良反应更小，起效可能更快，更适宜于急性喉炎患者。

【干预建议】 建议停用地塞米松磷酸钠注射液、注射用糜蛋白酶、硫酸庆大霉素注射液雾化吸入治疗，采用雾化吸入布地奈德混悬液代替治疗。

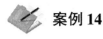 **案例14**

【处方描述】

性别：男；年龄：1岁4个月　体重：11kg

临床诊断：疱疹性咽峡炎

处方内容：

安乃近注射液	0.3ml，滴鼻，qd
0.9%氯化钠注射液	100ml，iv. drip，qd
注射用头孢硫脒	0.65g，iv. drip，qd
地塞米松磷酸钠注射液	1mg，iv. drip，qd

【处方问题】　1. 药品品种不适宜（安乃近注射液）。

2. 药品给药频次不适宜（注射用头孢硫脒）。

3. 处方书写不规范。

【处方分析】　1. 遴选安乃近注射液不适宜：2020年3月17日，国家药品监督管理局发布《关于注销安乃近注射液等品种药品注册证书的公告》（2020年第29号），经评价，安乃近注射液等品种药品存在严重过敏反应、粒细胞缺乏症等严重不良反应，风险大于获益，且临床均有替代药品，已停止安乃近注射液等品种在我国的生产、销售和使用，注销药品注册证书。已上市销售的安乃近注射液等品种由生产企业负责召回，召回产品由企业所在地药品监督管理部门监督销毁。再者，在发布公告前，安乃近曾有用于滴鼻的剂型，如安乃近滴鼻液、滴鼻用安乃近溶液片（目前均已被注销）。因此，使用安乃近注射液用于滴鼻，属于遴选药品不适宜。根据《中国0至5岁儿童病因不明急性发热诊断和处理若干问题循证指南》，小儿高热，推荐给予布洛芬或者对乙酰氨基酚。

2. 给药频次不适宜：注射用头孢硫脒静脉给药，小儿按照体重一日（50～100）mg/kg，作为时间依赖性抗菌药，需要分2～4次给药，而处方的用药频率为一日一次，疗效不好，且易导致细菌耐药。另外，用量不适宜：注射用头孢硫脒单次剂量为0.65g，超剂量用药，增加了儿童用药风险。

3. 处方书写不规范：没有标清楚药物对应的溶媒。该处方可造成两种理解：一种理解是0.9%氯化钠注射液100ml是两种药物共同的溶媒，三者一起配伍，进行静脉滴注，但注射用头孢硫脒的说明书要求本品应单独使用，不得与其他药物混合在同一容器内使用。另一种理解是，注射用头孢硫脒的溶媒为100ml的0.9%氯化钠注射液，而地塞米松磷酸钠注射液没有溶媒，地塞米松磷酸钠注射液说明书用法用量示静脉滴注时，应以5%葡萄糖注射液稀释。

【干预建议】　停用安乃近注射液，换用布洛芬或者对乙酰氨基酚退热；注射用头孢硫脒静脉滴注的频次改为每日 2～4 次；地塞米松磷酸钠注射液进行滴注时，补充用于稀释的溶媒5%葡萄糖注射液。

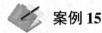 **案例 15**

【处方描述】

性别：女　年龄：5 岁　体重：19kg

临床诊断：咽喉炎

处方内容：

羧甲司坦片	0.083g，po，tid
四季抗病毒胶囊	0.38g，po，tid
复方愈创木酚磺酸钾口服溶液	5ml，po，tid
0.9%氯化钠注射液	20ml，雾化吸入，qd
硫酸庆大霉素注射液	4 万 IU，雾化吸入，qd
盐酸氨溴索注射液	15mg，雾化吸入，qd

【处方问题】　1. 重复用药。

2. 药品用法不适宜（硫酸庆大霉素注射液、盐酸氨溴索注射液）。

【处方分析】　1. 重复用药：羧甲司坦片、复方愈创木酚磺酸钾口服溶液和盐酸氨溴索注射液都属于化痰祛痰药品，属于重复用药。特别是复方愈创木酚磺酸钾口服溶液，已含有两种祛痰成分，分别为强力祛痰剂愈创木酚磺酸钾和盐类祛痰药氯化铵，复方强效药不适宜儿童使用，况且处方用量开具了成人用量，属于用量不适宜。

2. 庆大霉素属于碱性、水溶性药物，在碱性环境中发挥效果，而痰液的酸性、厌氧环境下抗菌活性会受到影响，而且硫酸庆大霉素注射液雾化颗粒较大，硫酸庆大霉素注射液静脉制剂中含有防腐剂等，可诱发支气管哮喘，故不推荐雾化吸入使用。盐酸氨溴索注射液，并非雾化剂型药物，却用于雾化吸入给药，无法保证达到雾化颗粒要求，无法从呼吸道清除，可能存在肺部沉积，从而增加肺部感染的发生率，并且其本身属于超说明书用药。

3. 处方开具了较多品种的祛痰药，推测患者伴有较多的气道分泌物。根据《雾化吸入在咽喉科疾病药物治疗中应用专家共识》，相较于全身给药，对于有痰液的咽喉部急性炎症，雾化吸入祛痰药，效果较快。

【干预建议】　停用羧甲司坦片、复方愈创木酚磺酸钾口服溶液以及庆大霉素注射液和氨溴索注射液雾化治疗，建议换为雾化吸入布地奈德、特布他林，联合雾化吸入 N－乙酰半胱氨酸。

案例 16

【处方描述】

性别：男　年龄：2 岁 11 个月　体重：16kg

临床诊断：急性咽炎轻症

处方内容：

5% 葡萄糖氯化钠注射液	100ml，iv. drip，qd
喜炎平注射液	50mg，iv. drip，qd
5% 葡萄糖注射液	100ml，iv. drip，qd
热毒宁注射液	7ml，iv. drip，qd
地塞米松磷酸钠注射液	3mg，iv. drip，qd

【处方问题】　1. 重复给药（喜炎平注射液、热毒宁注射液）。

2. 药品用法不适宜（地塞米松磷酸钠注射液）。

【处方分析】　患儿为门诊患儿，急性咽炎轻症，不建议首选中成药注射液来治疗。喜炎平注射液和热毒宁注射液都是清热解毒类中成药，且两者都具有清热解毒作用，为重复用药。地塞米松磷酸钠注射液说明书用法用量示静脉滴注时，应以 5% 葡萄糖注射液稀释。

【干预建议】　建议停用喜炎平注射液或热毒宁注射液；地塞米松磷酸钠注射液进行滴注时，标注用于稀释的溶媒 5% 葡萄糖注射液。

 案例 17

【处方描述】

性别：女　年龄：10 个月　体重：9kg

临床诊断：急性咽喉炎

处方内容：

柴胡注射液	2ml，滴鼻，qd
5% 葡萄糖氯化钠注射液	100ml，iv. drip，qd
喜炎平注射液	50mg，iv. drip，qd
5% 葡萄糖注射液	100ml，iv. drip，qd
炎琥宁注射液	70mg，iv. drip，qd

【处方问题】　1. 药品品种不适宜（柴胡注射液、喜炎平注射液）。

2. 用量不适宜（炎琥宁注射液）。

3. 重复给药（喜炎平注射液和炎琥宁注射液）。

【处方分析】　1. 柴胡注射液说明书禁忌项明确"儿童禁用"，因而遴选药品不适宜；柴胡注射液用于滴鼻，与说明书用药途径也不符。

2. 喜炎平注射液，说明书禁忌项明确"1岁以下儿童禁用"，因而遴选药品不适宜。炎琥宁注射液，静脉滴注一日用量为 0.16~0.4g，小儿应酌减。而该处方用量 70mg，超最大用量。

3. 喜炎平为穿心莲内酯磺化物，炎琥宁为系植物穿心莲提取物——穿心莲内酯经酯化、脱水、成盐精制而成的脱水穿心莲内酯琥珀酸半酯钾钠盐。两者有效成分类似，喜炎平注射液和炎琥宁注射液重复用药。

【干预建议】 1. 儿童不推荐中成药注射剂治疗。

2. 建议与医生沟通，停用柴胡注射液、喜炎平注射液和炎琥宁注射液；根据儿童特点，重新选择适宜的给药方案。

三、鼻窦炎

(一) 疾病简介

根据临床症状，鼻-鼻窦炎可分为两类：急性鼻-鼻窦炎和慢性鼻-鼻窦炎。

急性鼻-鼻窦炎指鼻腔和鼻窦黏膜细菌感染后的急性炎症（指鼻腔和鼻窦黏膜部位由病毒、细菌等病原微生物感染后引起的急性炎症），病毒性鼻-鼻窦炎鼻部感染症状一般在10天之内缓解；而细菌性鼻部症状通常持续10天以上仍无改善，12周内完全缓解。

慢性鼻-鼻窦炎指鼻腔和鼻窦黏膜的慢性炎症，鼻部症状持续12周以上，症状不能完全缓解甚至加重，其病因复杂，发病机制尚未阐明，可能是病原微生物、遗传因素、环境因素、免疫机制和组织重塑等相互作用引发此病。

(二) 指南推荐的治疗方案

1. 药物治疗

（1）抗菌药物

1）急性鼻-鼻窦炎：青霉素类首选阿莫西林+克拉维酸；头孢菌素类首选第二代头孢菌素；大环内酯类药物。不推荐多种抗菌药物联合使用。用药疗程：建议临床症状控制后继续治疗1周。

2）慢性鼻-鼻窦炎：除非鼻分泌物呈脓性，一般不使用抗菌药物治疗。由于慢性鼻-鼻窦炎的耐药菌株增多，推荐选择耐 β-内酰胺酶类药物；用药时间至少2周。也可根据细菌培养及药敏试验结果选用抗菌药物，包括抗厌氧菌药物。

（2）鼻用糖皮质激素 鼻用糖皮质激素具有显著的抗炎、抗水肿作用，无

论急性还是慢性鼻 – 鼻窦炎，都是一线治疗药物。

1）急性鼻 – 鼻窦炎：使用时间 2～4 周，症状控制后继续用药 2 周。

2）慢性鼻 – 鼻窦炎：建议使用 8～12 周，症状完全控制后进行临床评估，可继续使用 2～4 周。对需要较长时间使用鼻用糖皮质激素（特别是手术后）的患儿，建议选择生物利用度低的制剂。

不推荐常规使用全身糖皮质激素治疗。

（3）鼻腔冲洗　使用生理盐水或 2.3% 的高渗盐水，进行鼻腔雾化、滴注或冲洗，可改善症状、刺激鼻黏膜纤毛活性和增加清除速率、改善鼻腔局部微环境，应作为常规治疗方法。

（4）抗组胺药　参照《儿童变应性鼻炎诊断和治疗指南（2010 年，重庆)》，对伴有变态反应者可全身和（或）局部使用第二代或新型 H_1 抗组胺药。

（5）黏液溶解促排剂　具有稀释黏液并改善纤毛活动的功能，疗程至少。

（6）鼻用减充血剂　伴有持续性严重鼻塞的急性鼻 – 鼻窦炎患儿可以短时间（<7 天）、低浓度用药。推荐使用赛洛唑啉或羟甲唑啉，禁止使用萘甲唑啉。

（7）中药　中医中药治疗儿童鼻 – 鼻窦炎目前仍缺少高级别循证医学证据，可作为辅助治疗方法。

2. 手术治疗　由于儿童鼻腔和鼻窦均处于发育阶段，黏膜在手术后的炎性反应重，术腔护理患儿不易合作，鼻腔狭窄易发生粘连，为此对儿童慢性鼻 – 鼻窦炎原则上不采用手术治疗，除非具有下列情况之一者：①影响鼻腔通气和引流的腺样体肥大和（或）扁桃体肥大；②鼻息肉和（或）上颌窦后鼻孔息肉对窦口鼻道复合体引流造成阻塞；③出现颅内、眶内或眶周等并发症。儿童慢性鼻 – 鼻窦炎的手术原则是小范围、精细和微创，手术后也不宜频繁进行鼻内镜检查和外科干预。

手术后应定期随访，但要避免对术腔过度干预。术后鼻腔冲洗和鼻用糖皮质激素的使用至少持续 12 周以上。

（三）处方审核案例分析

 案例 1

【处方描述】

性别：男　年龄：7 岁 1 个月　体重：23kg

临床诊断：慢性鼻窦炎

处方内容：

阿奇霉素干混悬剂	200mg，po，qd
孟鲁斯特钠片	5mg，po，qn
氨溴索片	15mg，po，tid
维生素 AD 滴剂（胶囊型）	1 粒，po，qd

【处方问题】 无适应证用药（孟鲁司特钠片和维生素 AD 滴剂）。

【处方分析】 根据《儿童鼻－鼻窦炎诊断和治疗建议（2012 年，昆明）》：①给予阿奇霉素具有抗炎作用，用于慢性鼻窦炎的辅助治疗，使用合理。②氨溴索为黏液溶解促排剂（又称黏液溶解剂），可稀化鼻腔和鼻窦分泌物并改善鼻黏膜纤毛活性，有促进黏液排出作用，有助于鼻腔鼻窦生理功能的恢复，使用合理。③白三烯受体拮抗剂孟鲁司特用于合并有变应性鼻炎患者，临床诊断无适应证。④维生素 AD 用于预防和治疗维生素 A 及 D 的缺乏症，临床诊断无适应证。

【干预建议】 补充临床诊断，或停用孟鲁司特和维生素 AD。

 案例 2

【处方描述】

性别：女 年龄：6 岁 27 天

临床诊断：慢性鼻炎；扁桃体肥大

处方内容：

鼻渊舒口服液	1 支，po，bid
富马酸酮替芬片	1mg，po，qn
硫酸庆大霉素注射液	1 支，雾化吸入，qd
地塞米松磷酸钠注射液	1 支，雾化吸入，qd

【处方问题】 药品品种不适宜（硫酸庆大霉素注射液、地塞米松磷酸钠注射液）。

【处方分析】 地塞米松、庆大霉素这两类药物均无雾化剂型，给予硫酸庆大霉素注射液和地塞米松磷酸钠注射液进行雾化吸入，属超说明书用药。①地塞米松不能用于雾化，吸入性糖皮质激素不能随意使用全身用糖皮质激素替代，如地塞米松注射液，因其水溶性较大，与气道黏膜的结合较少，肺内沉积率低，气道内滞留时间短，局部抗炎作用弱，且因地塞米松半衰期长，可持久抑制下丘脑－垂体－肾上腺轴，因而《糖皮质激素雾化吸入疗法在儿科应用的专家共识》不推荐地塞米松注射液雾化吸入。②庆大霉素属于碱性、水溶性药物，在碱性环境中发挥效果，而在痰液的酸性、厌氧环境下抗菌活性会受到影响，而且硫酸庆大霉素注射液雾化颗粒较大，硫酸庆大霉素注射液静脉制剂中含有防腐剂等，可诱发支气管哮喘，故不推荐雾化吸入使用。根据《儿童鼻－鼻窦炎诊断和治疗建议（2012 年，昆明)》，鼻用糖皮质激素具有显著的抗炎、抗水肿作用，无论急性还是慢性鼻－鼻窦炎，都是一线治疗药物。不推荐常规使用全身糖皮质激素治疗。《2016 ARIA 指南：过敏性鼻炎及其对哮喘的影响》明确指出：除糠酸莫米松外，没有其他鼻用激素与安慰剂疗效对比的系统回顾。

【干预建议】　建议停用硫酸庆大霉素注射液和地塞米松磷酸钠注射液进行雾化吸入，建议换用糠酸莫米松鼻喷雾剂，扁桃体肥大建议口服抗组胺药物如左西替利嗪。

 案例 3

【处方描述】

性别：女　年龄：6 岁　体重：20.1kg

临床诊断：急性鼻窦炎

处方内容：

阿莫西林克拉维酸钾分散片	228.50mg，po，bid
糠酸莫米松鼻喷雾剂	1 喷，喷鼻，qd
桉柠蒎肠溶软胶囊	0.12g，po，bid
盐酸左西替利嗪颗粒	2.50mg，po，qd

【处方问题】　1. 无青霉素皮试结果（阿莫西林克拉维酸钾分散片）。

2. 无适应证用药（盐酸左西替利嗪颗粒）。

【处方分析】　阿莫西林克拉维酸钾是口服青霉素类，应补做青霉素皮试或者有皮试阴性结果方可使用。根据《儿童鼻－鼻窦炎诊断和治疗建议（2012 年，昆明)》，鼻用糖皮质激素具有显著的抗炎、抗水肿作用，无论急性还是慢性鼻－鼻窦炎，都是一线治疗药物。对伴有变态反应者可全身和（或）局部使用第二代或新型 H_1 抗组胺药。本案例中，临床诊断为急性鼻窦炎，未提及全身症状，不适宜给予盐酸左西替利嗪颗粒，属于临床诊断无适应证。

【干预建议】　建议补做青霉素皮试，或者已有皮试阴性结果的，处方注明免皮试；补临床诊断或停用左西替利嗪。

 案例 4

【处方描述】

性别：女　年龄：1 岁 4 个月　体重：11kg

临床诊断：急性鼻咽炎（感冒）、急性扁桃体炎、急性上呼吸道感染

处方内容：

磷酸奥司他韦颗粒	22.5mg，po，bid
乙酰半胱氨酸颗粒	0.1g，po，tid
布洛芬片	0.1g，po，tid
野菊花注射液	2ml，雾化混合吸入，qd
地塞米松磷酸钠注射液	2mg，雾化混合吸入，qd

【处方问题】 1. 药品品种不适宜（野菊花注射液、地塞米松磷酸钠注射液）。

2. 用量不适宜（布洛芬片）。

【处方分析】 1. 菊花注射液与地塞米松磷酸钠注射液说明书没有雾化的用法用量。

2. 野菊花注射液为中药注射剂，成分复杂，容易引起过敏；地塞米松磷酸钠注射液含有防腐剂等辅料，可能会刺激呼吸道，因此两者用于雾化不合适。

3. 两者均为非雾化剂型，雾化给药时雾滴达不到应有的要求，局部治疗效果差。

4. 《儿童常见呼吸道疾病雾化吸入专家共识（2012 年版）》不推荐应用地塞米松雾化给药。

5. 野菊花注射液说明书提示：不宜与其他药物在同一容器内混合使用。因此不建议其与地塞米松磷酸钠注射液混合雾化使用。

6. 布洛芬片用于发热，对于 1～3 岁，10～15kg 的患儿，一次用量应为 0.05g，处方用量一次 0.1g 偏大。

【干预建议】 不建议用野菊花和地塞米松进行雾化治疗急性上呼吸道感染。建议停用菊花注射液、地塞米松磷酸钠注射液。调整布洛芬片的用量。

四、急性扁桃体炎

（一）疾病简介

急性（腭）扁桃体炎是指腭扁桃体的急性非特异性炎症，通常简称急性扁桃体炎，是上呼吸道感染的一种类型，多同时伴有程度不等的咽部黏膜和淋巴组织的急性炎症。该病在春、秋两季及气温变化时容易发病，可发生在任何年龄，多见于学龄前期和学龄期儿童。

（二）指南推荐的治疗方案

1. 一般治疗 卧床休息、清淡饮食、多饮水、加强营养及保持排便通畅；

咽痛剧烈或高热时，可口服退热药及镇痛药。

2. 抗菌药物的使用　病毒性急性扁桃体炎常为自限性，无需使用抗菌药物治疗，可以考虑使用中药等治疗。

A组β溶血性链球菌为本病的主要致病细菌，对于有细菌感染证据的急性扁桃体炎患儿，β-内酰胺类为抗菌药物治疗的一线首选药物，抗菌治疗应以清除病灶致病菌为目的，疗程至少10天，根据病情轻重，决定给药途径。青霉素类，如阿莫西林、阿莫西林＋克拉维酸制剂等口服剂型为推荐药物。头孢类抗菌药物由于抗菌谱更广，也可以作为一线药物治疗。对青霉素过敏的患儿或考虑为肺炎支原体感染者，建议使用阿奇霉素等大环内酯类抗菌药物治疗，阿奇霉素剂量为每日1次给药，10～20mg/（kg·d），连续服药3天；也有使用5天疗程的用法：首剂10mg/kg，第2～5天5mg/kg。或者12mg/kg，连续使用5天为1个疗程。

3. 局部治疗　包括含漱液及局部含片等，也有一定疗效。较大儿童可以使用复方氯己定含漱液、复方硼砂溶液等进行漱口。含片和局部喷剂也可使用。

4. 中医中药　可以考虑使用中医中药起到疏风清热、消肿解毒的治疗作用。

5. 手术治疗　在急性期2周后，符合条件时可考虑扁桃体手术摘除治疗。

（三）处方审核案例分析

 案例1

【处方描述】

性别：女　年龄：6岁　体重：23kg

临床诊断：急性扁桃体炎

处方内容：

0.9%氯化钠注射液	100ml, iv. drip, qd	
注射用头孢呋辛钠	1.4g, iv. drip, qd	
地塞米松磷酸钠注射液	3mg, iv. drip, qd	

【处方问题】　1. 适应证不适宜：地塞米松磷酸钠注射液用于急性扁桃体炎无明确适应证。

2. 用法、用量不适宜：患儿头孢呋辛钠60mg/kg的剂量一天一次给药，不符合时间依赖型抗菌药物用药原则。

3. 有配伍禁忌或者不良相互作用：注射用头孢呋辛钠与地塞米松磷酸钠注射液存在配伍禁忌。

【处方分析】　1. 根据《糖皮质激素类药物临床应用指导原则》糖皮质激素

治疗性应用应严格掌握适应证，其用于呼吸系统疾病主要包括哮喘、特发性间质性肺炎、变态反应性支气管肺曲菌病、结节病、慢性阻塞性肺疾病、变应性鼻炎和嗜酸性粒细胞性支气管炎等，或用于严重感染。急性扁桃体炎无使用地塞米松适应证。

2. 根据《抗菌药物药代动力学/药效学理论临床应用专家共识》，头孢呋辛属于时间依赖型抗菌药物，半衰期较短，约70分钟。因此，宜选用推荐日剂量分多次给药的方案，说明书推荐每日3~4次。考虑到患儿在门诊多次静脉给药的不便，可在开具一次静脉输液的基础上，补充开具口服剂型的头孢呋辛酯作为序贯治疗。

3. 根据《400种中西药注射剂临床配伍应用检索表》，地塞米松与头孢呋辛存在配伍禁忌，不可同时使用。首先，头孢呋辛钠在水溶液中显弱酸性（pH值），相反地塞米松显弱碱性，两者在同一水溶液中进行混合存在发生酸碱反应的可能性。其次，地塞米松含2个烯键，具有一定的还原性，而头孢呋辛钠含有多个亚氨基和酰氨基，具有一定的氧化性，两者混合可能发生氧化还原反应或聚合。最后，有研究显示，分别用125mg/ml的头孢呋辛钠和12mg/ml的地塞米松磷酸钠在生理盐水、5%葡萄糖溶液、5%葡萄糖生理盐水和5%葡萄糖 – 0.45%低渗生理盐水溶液中，其结果均显示两者混合。两者混合后会产生物理不相溶，溶液浊度增加，同时发现微粒增加和颜色改变。

【干预建议】 1. 停用地塞米松。

2. 头孢呋辛日剂量不变，给药频次改为q8h，若为门诊患者，在开具一次静脉输液的基础上，补充开具口服头孢呋辛酯。

案例2

【处方描述】

性别：女　年龄：8个月　体重：9kg

临床诊断：急性化脓性扁桃体炎

处方内容：

0.9%氯化钠注射液	50ml, iv. drip, q8h
哌拉西林钠他唑巴坦钠	0.6g, iv. drip, q8h
开喉剑喷雾剂	2喷，雾化吸入，一日四次

【处方问题】 1. 其他用药不适宜情况：未进行皮试，即哌拉西林钠他唑巴坦钠未使用青霉素皮试。

2. 遴选的药品不适宜：哌拉西林钠他唑巴坦钠不适宜用于治疗急性化脓性扁桃体炎。

3. 用法、用量不适宜：哌拉西林钠他唑巴坦钠剂量偏低。

【处方分析】　1. 根据《中华人民共和国临床用药须知》，哌拉西林钠他唑巴坦钠等青霉素类药物应使用青霉素原液皮试。

2. 患者诊断为急性化脓性扁桃体炎，主要病原菌为溶血性链球菌，根据《国家抗微生物治疗指南》（第2版）及《抗菌药物临床应用指导原则（2015年版）》、《儿童急性扁桃体炎诊疗——临床实践指南（2016年制定）》等，青霉素为首选，如阿莫西林、阿莫西林＋克拉维酸制剂等口服药为推荐药物，其他可选第一代或第二代头孢菌素，头孢类抗菌药物由于抗菌谱更广，也可以作为一线药物治疗，青霉素过敏可选用大环内酯类。哌拉西林钠他唑巴坦钠作为广谱青霉素，选择起点过高。

3. 根据注射用哌拉西林钠他唑巴坦钠药品说明书，2～9个月儿童患者推荐剂量为90mg/kg，q8h。该患儿单次用药剂量偏低。

【干预建议】　1. 改用口服阿莫西林日剂量20～40mg/kg，q8h。

2. 用药前行青霉素皮试。

3. 若青霉素皮试阳性，可根据患儿过敏史、家族史及当地药敏情况，选用口服第一代或第二代头孢或阿奇霉素。

 案例3

【处方描述】

性别：男　年龄：1岁4个月　体重：10kg

临床诊断：急性化脓性扁桃体炎

处方内容：

蜡样芽孢杆菌活菌胶囊	0.25g，po，bid
头孢克肟颗粒	25mg，po，bid
蓝芩口服液	3.3ml，po，bid

【处方问题】　1. 适应证不适宜：蜡样芽孢杆菌活菌胶囊无用药适应证。

2. 遴选的药品不适宜：头孢克肟颗粒不适宜用于治疗急性化脓性扁桃体炎。

3. 联合用药不适宜：头孢克肟颗粒与蜡样芽孢杆菌活菌胶囊联合用药不适宜。

4. 其他用药不适宜情况：使用中成药无中医诊断。

【处方分析】　1. 根据药品说明书，蜡样芽孢杆菌活菌胶囊主要用于婴幼儿腹泻、慢性腹泻、肠功能紊乱及肠炎的治疗。该患儿诊断为急性化脓性扁桃体炎，无使用蜡样芽孢杆菌活菌胶囊指征。

2. 患者诊断为急性化脓性扁桃体炎，主要病原菌为溶血性链球菌，根据

《国家抗微生物治疗指南》（第2版）及《抗菌药物临床应用指导原则》（2015年版）、《儿童急性扁桃体炎诊疗——临床实践指南（2016年制定）》等，以青霉素为首选，如阿莫西林、阿莫西林＋克拉维酸制剂等口服为推荐药物，其他可选第一代或第二代头孢菌素，头孢类抗菌药物由于抗菌谱更广，也可以作为一线药物治疗，青霉素过敏可选用大环内酯类，头孢克肟为三代头孢，选择起点高。

3. 蜡样芽孢杆菌是一种革兰阳性杆菌，与抗菌药物合用，可能杀灭或抑制该菌。因此，建议两者间隔2小时服用。

4. 蓝芩口服液为中成药，根据《北京地区基层医疗机构中成药处方点评共识报告（2018版）》，中医、中医全科、中西医结合类别的医师在开具中成药时，处方诊断应体现中医病证分型。

【干预建议】 1. 改用口服阿莫西林日剂量20～40mg/kg，q8h；用药前行青霉素皮试。如青霉素皮试阳性，可根据患儿过敏史、家族史及当地药敏情况，选用口服第一代或第二代头孢或阿奇霉素。

2. 停用蜡样芽孢杆菌活菌胶囊或增加相关诊断。

3. 增加中医诊断。

 案例4

【处方描述】

性别：女　年龄：5岁　体重：18kg

临床诊断：急性化脓性扁桃体炎

处方内容：

0.9%氯化钠注射液	100ml，iv. drip，qd
阿莫西林克拉维酸钾	1.2g，iv. drip，qd
0.9%氯化钠注射液	100ml，iv. drip，qd
热毒宁注射液	10ml，iv. drip，qd

【处方问题】 1. 用法用量不适宜：阿莫西林克拉维酸钾单次剂量过大，一天一次频次过低。

2. 其他用药不适宜情况：使用中成药无中医诊断。

【处方分析】 1. 患者诊断为急性化脓性扁桃体炎，主要病原菌为溶血性链球菌，根据《国家抗微生物治疗指南》（第2版）、《抗菌药物临床应用指导原则（2015年版）》及《儿童急性扁桃体炎诊疗——临床实践指南（2016年制定）》等，以青霉素为首选，如阿莫西林、阿莫西林＋克拉维酸制剂等口服为推荐药物，青霉素过敏可选用大环内酯类，其他可选第一代或第二代头孢菌素，并根据病情轻重，决定给药途径。因此，该患儿抗菌药物选择合理。但根据《抗菌药物药代动力学/药效学理论临床应用专家共识》，阿莫西林属于时间依赖型抗菌药物，半衰期较短，约1小时。因此，宜选用日剂量分多次给药的方案，说明书推荐每次30mg/kg，每日3~4次，或者可在注射剂基础上开具口服剂型的阿莫西林/克拉维酸。

2. 热毒宁注射液为中成药，用于外感风热所致感冒、咳嗽，症见高热、微恶风寒、头痛身痛、咳嗽、痰黄；上呼吸道感染、急性支气管炎见上述证候者。根据《北京地区基层医疗机构中成药处方点评共识报告（2018版）》，中医、中医全科、中西医结合类别的医师在开具中成药时，处方诊断应体现中医病证分型。

【干预建议】　1. 病情较轻者可改用口服阿莫西林日剂量20~40mg/kg，q8h。

2. 增加中医诊断。

 案例5

【处方描述】

性别：男　年龄：7岁　体重：22kg

临床诊断：急性扁桃体炎

处方内容：

小儿氨酚黄那敏颗粒	1.5包，po，tid
阿昔洛韦片	0.1g，po，tid
对乙酰氨基酚口服混悬液（100ml：3.2g）	8ml，po，prn

【处方问题】　1. 遴选的药品不适宜：阿昔洛韦片不适宜用于治疗急性扁桃体炎。

2. 适应证不适宜：没有指征使用马来酸氯苯那敏（小儿氨酚黄那敏颗粒的成分之一）。

3. 重复给药：小儿氨酚黄那敏颗粒与对乙酰氨基酚口服混悬液均含有对乙酰氨基酚成分。

【处方分析】　1. 急性扁桃体炎分为急性细菌性扁桃体炎和急性病毒性扁桃体炎，常见病毒有EB病毒、鼻病毒、流感病毒和腺病毒等。阿昔洛韦主要用于疱疹病毒感染。不适宜经验性用于急性扁桃体炎。

2. 小儿氨酚黄那敏颗粒中含有马来酸氯苯那敏，主要用于缓解感冒症状。该患儿并非感冒，并无喷嚏、流涕等症状，没有指征使用马来酸氯苯那敏。若患儿出现发热症状，可使用单方的对乙酰氨基酚。

3. 小儿氨酚黄那敏颗粒与对乙酰氨基酚口服混悬液均含有对乙酰氨基酚成

分，属于重复用药，可增加肝功能损害等不良反应。

【干预建议】 1. 停用阿昔洛韦。明确病原学，如为流感病毒可使用奥司他韦。如考虑化脓性扁桃体炎可选用阿莫西林。

2. 停用小儿氨酚黄那敏颗粒。

五、急性支气管炎

（一）疾病简介

急性支气管炎是指由于各种致病原引起的支气管黏膜炎症，由于气管常同时受累，故称为急性气管支气管炎，是婴幼儿时的多发病、常见病，多继发于上呼吸道感染，也常为某些传染病（如麻疹、百日咳、白喉等）的一种临床表现。

（二）指南推荐的治疗方案

1. 对症治疗

（1）镇咳化痰 一般不用镇咳药物，以免抑制中枢神经加重呼吸道炎症，导致病情恶化，但咳嗽重、妨碍休息者可给予适量镇静药物。痰多者可口服镇咳化痰药，也可给予雾化吸入治疗。帮助患儿定时变换体位，空心拳拍背，可以促使痰液排出。

（2）如果合并发热、呕吐、腹泻等，可给予相应对症处理，注意补充水、电解质，保持内环境稳定。

2. 对因治疗 根据病原学结果选用合适的抗病毒治疗，并发细菌感染者，可选用适当的抗生素治疗。不推荐对无肺炎的急性单纯性气管－支气管炎患者进行常规抗菌药物治疗。

（三）处方审核案例分析

 案例1

【处方描述】

性别：男 年龄：5 岁 体重：20kg

临床诊断：急性支气管炎

处方内容：

0.9%氯化钠注射液	10ml，雾化吸入，qd
重组人干扰素 α2b 注射液	300 万 IU，雾化吸入，qd
羧甲司坦口服液	5ml，po，tid

【处方问题】 适应证不适宜。

【处方分析】 根据药品说明书，重组人干扰素 α2b 注射液用于急慢性病毒性肝炎（乙型、丙型）、尖锐湿疣、毛细胞性白血病、慢性粒细胞白血病。根据《α 干扰素在儿科临床合理应用专家共识》，重组人干扰素 α2b 注射液雾化吸入仅推荐用于毛细支气管炎、病毒性肺炎、疱疹性咽峡炎，未推荐用于急性支气管炎。而根据《急性气管 - 支气管炎基层诊疗指南（2018 年）》，急性气管 - 支气管炎与病毒感染最为相关，治疗策略在于最大程度地减轻症状，对于许多轻微咳嗽患者，日常活动及睡眠不受影响时，可选择观察；对于显著的喘鸣、活动后或夜间咳喘明显，影响学习、生活、工作和睡眠，甚至可能引起气胸、肋骨骨折、晕厥等并发症的患者可予相关对症治疗。

【干预建议】 停用重组人干扰素 α2b 注射液雾化吸入，根据患儿情况选择对症治疗药物。

 案例 2

【处方描述】

性别：男 年龄：3 岁 10 个月 体重：15kg

临床诊断：急性气管炎

处方内容：

吸入用复方异丙托溴铵溶液	1.25ml，雾化吸入，qd
喘可治注射液	2ml，雾化吸入，qd
吸入用布地奈德混悬液	2ml，雾化吸入，qd

【处方问题】 1. 用药品剂型或给药途径不适宜。

2. 遴选的药品不适宜。

3. 其他用药不适宜情况：使用中成药无中医诊断。

【处方分析】 1. 根据《儿童常见呼吸道疾病雾化吸入治疗专家共识》，中成药注射液雾化吸入使用的临床经验及基础研究均不足，疗效的可靠性及安全性均有待验证，不常规推荐。喘可治为注射液，无证据显示其可用于雾化途径。中药的成分不单一，雾化吸入后可诱发哮喘发作，也无法达到雾化颗粒要求，无法通过呼吸道清除，可能在肺部沉积，增加肺部感染的发生，故不推荐喘可治注射液雾化使用。

2. 根据《急性气管 - 支气管炎基层诊疗指南（2018 年）》，急性气管 - 支气管炎与病毒感染最为相关，治疗策略在于最大程度地减轻症状。对于许多轻微咳嗽患者，日常活动及睡眠不受影响时，可选择观察；对于显著的喘鸣、活动后或夜间咳喘明显，影响学习、生活、工作和睡眠，甚至可能引起气胸、肋骨骨折、晕厥等并发症的患者可予相关对症治疗，常用对症治疗包括镇咳、祛痰、解痉抗过敏、抗感染（不推荐对无肺炎的急性单纯性气管－支气管炎进行常规抗菌药物治疗），对于支气管痉挛的患者可以给予解痉平喘和抗过敏治疗，如氨茶碱、沙丁胺醇和马来酸氯苯那敏。但目前尚无证据表明吸入或全身性使用皮质固醇类可有效治疗急性气管－支气管炎引起的咳嗽。根据《GINA 全球哮喘处理和预防策略》，若 6～8 周发病一次的喘息，即使没诊断哮喘也可使用吸入用糖皮质激素，因此应根据患儿情况，可将吸入用复方异丙托溴铵溶液更改为沙丁胺醇气雾剂，若为反复发作，则可选用吸入用布地奈德混悬剂。

3. 根据《北京地区基层医疗机构中成药处方点评共识报告（2018 版）》，中医、中医全科、中西医结合类别的医师在开具中成药时，处方诊断应体现中医病证分型。

【干预建议】 1. 停用喘可治注射液。

2. 根据患儿情况，如有支气管痉挛等症状，建议将吸入用复方异丙托溴铵溶液更改为沙丁胺醇气雾剂，若喘息症状反复发作，可使用吸入用布地奈德混悬液。

 案例 3

【处方描述】

性别：女　年龄：10 岁　体重：28kg

临床诊断：急性气管炎

处方内容：

地塞米松磷酸钠注射液	5mg，混合雾化吸入，qd
0.9% 氯化钠注射液	10ml，混合雾化吸入，qd
小儿清热止咳口服液	15ml，po，tid

【处方问题】 1. 遴选的药品不适宜：地塞米松磷酸钠注射液不适宜。

2. 其他用药不适宜情况：使用中成药无中医诊断。

【处方分析】 1. 地塞米松磷酸钠注射液为全身用糖皮质激素，其分子量较大，多沉积于大气道，肺部生物利用度低，而且是长效激素，HPA 轴抑制时间长，故《糖皮质激素雾化吸入疗法在儿科应用的专家共识》（2018 年修订版）不推荐地塞米松注射液雾化吸入。此外根据《急性气管－支气管炎基层诊疗指南（2018 年）》，急性气管－支气管炎与病毒感染最为相关，治疗策略在于最大程度地减轻症状，对于许多轻微咳嗽患者，日常活动及睡眠不受影响时，可选择观察；对于显著的症状，影响学习、生活、工作和睡眠的患者可予相关对症治疗，常用对症治疗包括镇咳、祛痰、解痉抗过敏、抗感染（不推荐对无肺炎的急性单纯性气管－支气管炎进行常规抗菌药物治疗）；对于支气管痉挛的患者可以给予解痉平喘和抗过敏治疗，如沙丁胺醇等。目前尚无证据表明吸入或全身性使用皮质固醇类可有效治疗急性气管 – 支气管炎引起的咳嗽。根据《GINA 全球哮喘处理和预防策略》，若 6~8 周发病一次的喘息，即使没诊断哮喘也可使用吸入性糖皮质激素，因此应根据患儿情况，可将地塞米松更改为沙丁胺醇气雾剂，若为反复发作，则可选用吸入性布地奈德混悬剂。

2. 根据《北京地区基层医疗机构中成药处方点评共识报告（2018 版)》，中医、中医全科、中西医结合类别的医师在开具中成药时，处方诊断应体现中医病证分型。

【干预建议】　1. 若患者有支气管痉挛等症状，建议将地塞米松更改为吸入用硫酸沙丁胺醇溶液，若喘息反复发作，可使用吸入用布地奈德混悬液。

2. 增加中医诊断。

 案例 4

【处方描述】

性别：男　年龄：2 岁　体重：13kg

临床诊断：急性气管炎

处方内容：

　　　硫酸特布他林注射液　　　　　　0.25mg，雾化吸入，qd

　　　吸入用异丙托溴铵溶液　　　　　500μg，雾化吸入，qd

【处方问题】　1. 药品剂型或给药途径不适宜的：硫酸特布他林注射液不宜用于雾化吸入。

2. 用法、用量不适宜的：硫酸特布他林雾化吸入剂量偏低，吸入用异丙托溴铵溶液剂量偏大。

【处方分析】　1. 根据《雾化吸入疗法合理用药专家共识（2019 年版)》不推荐以静脉制剂替代雾化吸入制剂。使用静脉制剂中常含有酚、亚硝酸盐等防腐剂，吸入后可诱发哮喘发作，而且非雾化吸入制剂的药物无法达到有效雾化颗粒要求，无法经呼吸道清除，可能沉积在肺部，从而增加肺部感染的发生率。特布他林有专用于雾化的剂型——硫酸特布他林雾化液。不同剂型使用的辅料可能存在差异。使用注射剂型雾化可能增加呼吸道刺激风险。

2. 根据《儿童常见呼吸道疾病雾化吸入治疗专家共识》，儿童体重 <20kg，硫酸特布他林雾化液剂量应为每次 2.5mg，处方中的剂量偏低；异丙托溴铵小于 6 岁儿童推荐剂量为每次 250μg，处方中的剂量偏大。

【干预建议】　1. 改硫酸特布他林注射液为硫酸特布他林雾化液，剂量每次 2.5mg。

2. 吸入用异丙托溴铵溶液剂量改为每次250μg。

 案例5

【处方描述】

性别：女 年龄：8岁 体重：26kg

临床诊断：急性气管炎

处方内容：

复方福尔可定口服溶液	7.5ml，po，tid
氨酚伪麻那敏分散片	2.5片，po，tid

【处方问题】 1. 重复给药（两个药品中均含有伪麻黄碱）。

2. 用法、用量不适宜（复方福尔可定口服溶液剂量偏小）。

【处方分析】 1. 氨酚伪麻那敏分散片为复方制剂，含3种主要成分，其中每片中伪麻黄碱的含量为7.5mg，此方每次量为18.75mg；复方福尔可定溶液也为复方制剂，共6种成分（含2种中药成分），其中每1ml复方溶液伪麻黄碱的含量为3mg，此方每次量为22.5mg；伪麻黄碱重复用药。两种复方制剂联用，一共8种不同成分药物，多种药物使用增加相互作用的风险，对肝肾功能造成较大负担，也产生更多的不良反应。

2. 复方福尔可定口服溶液说明书中6岁以上儿童剂量为一次10ml，每日3～4次，该处方中剂量偏小。

【干预建议】 1. 氨酚伪麻那敏分散片可改为单方退热药如对乙酰氨基酚或布洛芬。

2. 复方福尔可定口服溶液剂量改为每次10ml。

 案例6

【处方描述】

性别：男 年龄：5岁 体重：22kg

临床诊断：支气管炎（鼻病毒）

处方内容：

利巴韦林注射液	0.05g，雾化吸入，qd
硫酸特布他林雾化液	2.5mg，雾化吸入，qd
地塞米松磷酸钠注射液	5mg，雾化吸入，qd
氯化钠注射液	5ml，雾化吸入，qd

【处方问题】 1. 药品剂型或给药途径不适宜（利巴韦林注射液和地塞米松

磷酸钠注射液不适用于雾化吸入）。

2. 适应证不适宜（利巴韦林注射液无证据用于鼻病毒感染）。

3. 遴选的药品不适宜（地塞米松磷酸钠注射液不推荐用于雾化治疗）。

4. 用法、用量不适宜（硫酸特布他林雾化液剂量偏小）。

【处方分析】　1. 利巴韦林与地塞米松注射液为水溶性，全身吸收广泛，分子较大，容易沉积在大气管，肺内沉积率低。地塞米松为长效类激素，可持久抑制下丘脑－垂体－肾上腺轴。利巴韦林半衰期约为298h，容易通过血－脑屏障，药物在红细胞内可蓄积数周，根据《雾化吸入疗法在呼吸疾病中的应用专家共识》，不推荐利巴韦林与地塞米松注射液雾化吸入。

2. 利巴韦林注射液说明书推荐其用于呼吸道合胞病毒引起的病毒性肺炎与支气管炎。无证据用于鼻病毒感染，不宜选用。根据《急性气管－支气管炎基层诊疗指南（2018年)》，急性气管－支气管炎与病毒感染最为相关，治疗策略在于最大程度地减轻症状，对于许多轻微咳嗽患者，日常活动及睡眠不受影响时，可选择观察；对于显著的症状，影响学习、生活、工作和睡眠的患者可予相关对症治疗，未推荐使用抗病毒药物。对于支气管痉挛的患者可以给予解痉平喘和抗过敏治疗，如沙丁胺醇等。目前尚无证据表明吸入或全身性使用皮质类固醇可有效治疗急性气管－支气管炎引起的咳嗽。根据《GINA全球哮喘处理和预防策略》，若6~8周发病一次的喘息，即使没诊断哮喘也可使用吸入用糖皮质激素，因此应根据患儿情况，可将地塞米松更改为沙丁胺醇气雾剂，若为反复发作，则可选用吸入用布地奈德混悬剂。

3. 根据《糖皮质激素雾化吸入疗法在儿科应用的专家共识》（2018年修订版)，目前国内有三种用于儿童雾化吸入的吸入性糖皮质激素混悬液，包括布地奈德、二丙酸倍氯米松和丙酸氟替卡松。布地奈德是世界卫生组织儿童基药目录（适用于12岁以下儿童）中唯一推荐的抗哮喘吸入性糖皮质激素。根据《雾化吸入疗法在呼吸疾病中的应用专家共识》，不推荐地塞米松注射液雾化吸入。

4. 根据《儿童常见呼吸道疾病雾化吸入治疗专家共识》，儿童体重 >20kg，特布他林雾化液推荐剂量应为每次5mg，处方中的剂量偏低。

【干预建议】　1. 停用利巴韦林及地塞米松；根据患儿情况选用沙丁胺醇吸入剂或吸入用布地奈德混悬液。

2. 调整硫酸特布他林雾化液剂量为每次5mg。

 案例7

【处方描述】

性别：男　年龄：1岁　体重：13kg

临床诊断：急性支气管炎

处方内容：

    阿奇霉素片　　　　　　　13mg，po，qd，14d

【处方问题】　1. 用法、用量不适宜（剂量偏小）。

2. 用法、用量不适宜（阿奇霉素不应连续使用14天）。

3. 药品剂型或给药途径不适宜：1岁患儿不推荐使用片剂。

【处方分析】　1. 阿奇霉素儿童推荐剂量：总剂量为30mg/kg，连续3天给药，每日给药一次，剂量为10mg/kg；或总剂量仍为30mg/kg，连续5天给药，每日给药一次，第一天10mg/kg，第2~5天5mg/kg。该患者每次剂量为1mg/kg，剂量偏小。

2. 阿奇霉素组织分布好，半衰期较长，不宜连续14天给药。

3. 1岁患儿吞咽功能未发育完善，且片剂不利于准确剂量给药。可选用阿奇霉素干混悬剂等适用于幼儿的剂型。

【干预建议】　建议使用阿奇霉素干混悬剂，130mg，po，qd；连续服用3天后停用4天再继续服用下一个周期。

 案例8

【处方描述】

性别：女　年龄：4岁　体重：18kg

临床诊断：支气管炎

处方内容：

    愈创甘油醚糖浆　　　　　　3.5ml，po，tid

    复方氨酚愈敏口服溶液　　　4ml，po，tid

    小儿定喘口服液　　　　　　10ml，po，bid

    阿奇霉素干混悬剂　　　　　0.18g，po，qd

【处方问题】　1. 重复给药（愈创甘油醚糖浆与复方氨酚愈敏口服溶液中的愈创木酚磺酸钾药理作用相同）。

2. 其他用药不适宜情况（使用中成药无中医诊断）。

【处方分析】　1. 愈创甘油醚糖浆与复方氨酚愈敏口服溶液中的愈创木酚磺酸钾，药理作用相同。两者均为刺激性祛痰药，能刺激胃黏膜，反射性地引起呼吸道腺体分泌增加，使痰液稀释，易于咳出，从而产生祛痰作用。因此，属于重复用药。

2. 小儿定喘口服液用于小儿支气管哮喘急性发作期轻症，中医辨证属肺热咳喘者。症见咳喘哮鸣，痰稠难咯，发热或不发热，小便黄赤，大便干结，舌质红赤，苔黄。据《北京地区基层医疗机构中成药处方点评共识报告（2018 版）》，中医、中医全科、中西医结合类别的医师在开具中成药时，处方诊断应体现中医病证分型。

【干预建议】 1. 删除愈创甘油醚糖浆或复方氨酚愈敏口服溶液，改为单方退热剂对乙酰氨基酚或布洛芬等。

2. 增加中医诊断。

六、支气管哮喘

（一）疾病简介

支气管哮喘病史具有反复发作的特点，部分患儿有季节发作性。可有湿疹、过敏性鼻炎、食物或药物过敏史。一级亲属可有哮喘或其他过敏性疾病的病史。表现为反复发作喘息、咳嗽、气促、胸闷，多与接触变应原、冷空气、物理及化学性刺激、呼吸道感染以及运动等有关，常在夜间和（或）清晨发作加剧。使用抗哮喘治疗后症状可缓解。体征发作时双肺可闻及散在或弥漫性，以呼气相为主的哮鸣音，呼气相延长。使用支气管扩张剂后体征可缓解。

（二）指南推荐的治疗方案

1. 急性发作期

（1）支气管扩张剂 根据病情氧气驱动或空气压缩泵压缩雾化吸入支气管扩张剂，如短效 β_2 受体激动剂（如沙丁胺醇）和胆碱能受体拮抗剂（如异丙托溴铵溶液）；长效 β_2 受体激动剂（如丙卡特罗）或外用妥洛特罗贴剂。亦可应用茶碱类药物和硫酸镁静脉滴注。

（2）糖皮质激素

1）吸入性糖皮质激素（inhaled glucocorticosteroid, ICS）：大剂量 ICS 对儿童哮喘发作治疗有一定帮助，选用雾化吸入布地奈德混悬液，每 6 ~ 8 小时一次。

2）全身糖皮质激素：口服泼尼松 1 ~ 2mg/（kg·d）。重症患儿可静脉滴注琥珀酸氢化可的松每次 5 ~ 10mg/kg，或甲泼尼龙每次 1 ~ 2mg/kg，根据病情可间隔 4 ~ 8 小时重复使用。

（3）白三烯受体拮抗剂 如孟鲁司特钠片口服。

（4）抗组胺药物 如酮替芬、西替利嗪等。

（5）抗生素 如有合并下呼吸道细菌感染的证据，可使用抗生素。初始可选择青霉素类和二代头孢。肺炎支原体、衣原体感染可使用阿奇霉素。后根据药敏结果调整用药。抗菌药物选用应遵循《抗菌药物临床应用指导原则》要求，根据感染部位、严重程度、致病菌种以及细菌耐药情况、患儿病理生理特点、药物价格等因素加以综合考虑分析选择。

2. 慢性持续期和临床缓解期 患儿经住院治疗，病情缓解达到出院标准后，可在专科门诊随诊。治疗原则为防止症状加重和预防复发，如避免触发因素、抗炎、降低气道高反应性、防止气道重塑，并做好自我管理。按照病情分级，使用相应的抗哮喘药物治疗。

（三）处方审核案例分析

 案例1

【处方描述】

性别：男 年龄：3岁9个月 体重：15kg

临床诊断：哮喘

处方内容：

西替利嗪滴剂 7滴，po，bid

地塞米松磷酸钠注射液 2mg，im，qd

【处方问题】 1. 遴选药物不适宜（西替利嗪滴剂，地塞米松磷酸钠注射液）。

2. 用量不适宜（西替利嗪滴剂）。

【处方分析】 1. 根据《儿童支气管哮喘诊断与防治指南（2016年版）》，对于6岁以下儿童哮喘的长期治疗，最有效的治疗药物是吸入性糖皮质激素。过敏性鼻炎等疾病可以增加哮喘的发生，因此使用抗过敏药 H_1 受体拮抗剂西替利嗪可能对哮喘的治疗有帮助，但该指南并未推荐该类药物的使用，因此需要医生根据患者情况作出决定。

2. 西替利嗪滴剂说明书中2~6岁儿童每天早晚各服用0.25ml（2.5mg，约5滴）或每天一次0.5ml（5mg，约10滴），该处方日总量为14滴，剂量稍大。

【干预建议】 1. 建议选用吸入性糖皮质激素治疗哮喘，停用地塞米松注射液。

2. 不建议使用西替利嗪，如同时合并过敏性鼻炎可选用，用量改为每次0.25ml，bid。

 案例2

【处方描述】

性别：男 年龄：3岁9个月 体重：15kg

临床诊断：哮喘

处方内容：

阿奇霉素干混悬剂	100mg，po，qd
醋酸地塞米松片	1mg，po，qd

【处方问题】 1. 无适应证用药（阿奇霉素干混悬剂）。

2. 药品遴选不适宜（醋酸地塞米松片）。

【处方分析】 1. 哮喘是一种以慢性气道炎症和气道高反应性为特征的异质性疾病，喘息发作的原因通常与病毒有关，因而无抗生素常规使用指征，该患者如有细菌或非典型病菌感染者可以使用抗菌药物，需补充诊断。

2. 根据《儿童支气管哮喘诊断与防治指南（2016年版）》，对于<6岁儿童哮喘的长期治疗，最有效的治疗药物是吸入型糖皮质激素。如患儿有合并下呼吸道细菌感染的证据，可使用抗菌药物，初始可选择青霉素类和二代头孢，肺炎支原体、衣原体感染可使用阿奇霉素。

【干预建议】 1. 应选用吸入型糖皮质激素治疗哮喘，停用口服糖皮质激素。

2. 如有合并细菌感染证据可选用抗菌药物。

 案例3

【处方描述】

性别：男　年龄：2岁　体重：14kg

临床诊断：哮喘发作

处方内容：

肺力咳合剂	5ml，po，tid
盐酸丙卡特罗口服液	4ml，po，bid
硫酸特布他林注射剂	0.25g，雾化吸入，bid
0.9%氯化钠注射液	2ml，雾化吸入，bid
吸入用布地奈德混悬液	1mg，雾化吸入，bid

【处方问题】 1. 剂型不适宜（硫酸特布他林注射剂）。

2. 重复给药（丙卡特罗和特布他林）。

【处方分析】 1. 特布他林用于雾化吸入时，可选用硫酸特布他林雾化液。注射液的浓度与雾化液的药物浓度不一致，且含有其他不利于吸入的辅料成分，因此不能作为雾化吸入用途。

2. 特布他林与丙卡特罗同为β_2受体激动剂，具有扩张支气管作用，属于药理作用相同的药物重复使用。

【干预建议】 1. 硫酸特布他林注射液改为雾化液。

2. 停用盐酸丙卡特罗口服液。

七、社区获得性肺炎

（一）疾病简介

社区获得性肺炎是指原本健康的儿童在医院外获得的感染性肺炎，包括感染了具有明确潜伏期的病原体而在入院后潜伏期内发病的肺炎，是相对于医院内肺炎而言的。

（二）指南推荐的治疗方案

1. 对症治疗

（1）高热者可用物理降温或药物降温。

（2）咳嗽者用镇咳祛痰药，气喘重者可应用氨茶碱治疗。

（3）低氧症状者吸氧。

（4）腹胀者可用生理盐水灌肠、肛管排气，过度腹胀者可用胃肠减压、松节油热敷等。如因低钾所致可补钾。

2. 对因治疗

（1）氧疗　患儿出现烦躁不安提示很可能缺氧，而缺氧者可以无发绀。吸氧指征：海平面、呼吸空气条件下，$SaO_2 \leqslant 0.92$，$PaO_2 \leqslant 60mmHg$（$1mmHg = 0.133kPa$）。如以中心性发绀作为吸氧的提示，应结合胸壁吸气性凹陷、烦躁不安、呼吸呻吟、拒食和呼吸频率 >70 次/分等征象，并注意有无严重贫血和变性血红蛋白血症以及外周循环等情况。

（2）糖皮质激素治疗　下列情况时可以短疗程（3~5 天）使用糖皮质激素：①哮喘明显伴呼吸道分泌物增多者；②中毒症状明显的重症肺炎，如合并中毒性脑病、休克、脓毒血症者（须在有效抗菌药物使用前提下加用糖皮质激素），有急性肺损伤或全身炎性反应综合征者；③胸腔短期有较大量渗出者；④肺炎高热持续不退伴过强炎性反应者。

3. 抗生素治疗　有效和安全是选择抗生素的首要原则。

（1）轻度社区获得性肺炎　可在门诊治疗，可以口服抗生素治疗。

1）1~3 月龄患儿：要警惕沙眼衣原体、病毒、百日咳杆菌和肺炎链球菌，可以首选大环内酯类抗生素。

2）4 月龄至 5 岁患儿：除呼吸道合胞病毒外，主要病原体是肺炎链球菌、流感嗜血杆菌和卡他莫拉菌，首选口服阿莫西林，也可选择阿莫西林/克拉维酸（7:1）剂型、头孢羟氨苄、头孢克洛、头孢丙烯、头孢地尼等。

3）5 岁至 18 岁患儿：主要病原体除肺炎链球菌、卡他莫拉菌外，可以首选大环内酯类口服，8 岁以上儿童也可以口服多西环素。若起病急、伴脓痰，应疑为肺炎链球菌感染所致，可联合阿莫西林口服。

（2）重度社区获得性肺炎　应住院治疗。可以首选下列方案之二，胃肠道外给药。①阿莫西林/克拉维酸（2∶1）或氨苄西林/舒巴坦（2∶1）。②头孢呋辛或头孢曲松或头孢噻肟。③怀疑为金黄色葡萄球菌肺炎，选择苯唑西林或氯唑西林，万古霉素不作为首选用药。④考虑合并有肺炎支原体肺炎或肺炎衣原体肺炎，可以联合使用大环内酯类＋头孢曲松/头孢噻肟。

（3）抗菌药物疗程　①一般肺炎、链球菌肺炎疗程为 7～10 天。②流感嗜血杆菌肺炎、对甲氧西林敏感的金黄色葡萄球菌肺炎抗菌药物疗程为 14 天。③耐甲氧西林金黄色葡萄球菌肺炎疗程宜延长至 21～28 天。④革兰阴性肠杆菌肺炎抗菌药物疗程为 14～21 天。⑤铜绿假单胞菌肺炎用药疗程需 21～28 天。⑥肺炎支原体肺炎、肺炎衣原体肺炎抗菌药物疗程平均为 14～21 天，个别患者需更长时间。⑦嗜肺军团菌肺炎用药疗程为 21～28 天。⑧应根据个体差异而确定其疗程。

（三）处方审核案例分析

 案例 1

【处方描述】

性别：女　年龄：5 个月　体重：6kg

临床诊断：肺炎恢复期；类百日咳综合征

处方内容：

异丙托溴铵溶液	250μg，雾化吸入，qd
硫酸特布他林雾化液	2.5mg，雾化吸入，qd
0.9% 氯化钠	2ml，雾化吸入，qd
盐酸肾上腺素注射液	0.5mg，qd
0.9% 氯化钠注射液	3ml，qd ╱ 雾化吸入
环酯红霉素混悬剂	0.075g，po，bid

【处方问题】　1. 给药途径不适宜（盐酸肾上腺素注射液）。

2. 联合用药不适宜（硫酸特布他林与盐酸肾上腺素合用不适宜）。

3. 剂量不适宜（环酯红霉素混悬剂）。

【处方分析】　1. 盐酸肾上腺素注射液的浓度与雾化液的药物浓度不一致，且含有其他不利于吸入的辅料成分，因此不能作为雾化吸入使用。因此该处方中盐酸肾上腺素注射液给药途径不适宜。

2. 肾上腺素作为非选择性肾上腺素能受体激动剂，有利于控制婴幼儿毛细支气管炎症状，但不常规用于哮喘/喘息的治疗。特布他林是常用的速效 β₂ 受体激动剂，起效慢于沙丁胺醇，达到最大作用时间相对较长，效果较弱。异丙托溴铵为短效抗胆碱能药物，其支气管舒张作用比 β₂ 受体激动剂弱，起效也较慢，但持续时间更为长久，常作为辅助药物与 β₂ 受体激动剂联合使用。患儿已处于恢复期，已使用速效 β₂ 受体激动剂与短效抗胆碱能药物两种支气管舒张剂，若患者病情加重应考虑吸入糖皮质激素类药物，不建议再使用肾上腺素。而且 β₂ 肾上腺素受体激动剂特布他林与 β₂ 肾上腺素受体激动剂肾上腺素合用，扩张支气管作用可增强，但不良反应也可能加重，有引起心律不齐甚至心脏骤停的风险，合用需慎重。

3. 环酯红霉素混悬剂为新一代大环内酯类抗生素，主要作用于革兰阳性菌、厌氧菌、衣原体和支原体等，根据说明书儿童用量为每次 15mg/kg，患儿体重为 6kg，用量应为 90mg，该处方用量偏小。

【干预建议】 1. 不建议使用肾上腺素，且注射液剂型不适合进行雾化吸入。

2. 环酯红霉素混悬剂调整剂量为每次 90mg。

 案例2

【处方描述】

性别：女　年龄：1岁　体重：6kg

临床诊断：喘息性支气管肺炎

处方内容：

氨茶碱注射液	0.03g, iv. drip, qd	
5% 葡萄糖注射液	50ml, iv. drip, qd	

【处方问题】 用量不适宜（氨茶碱注射液）。

【处方分析】 儿童喘息性疾病的常用药物包括支气管舒张剂、糖皮质激素、白三烯调节剂、抗组胺药等。茶碱类药物是常见的一种支气管舒张剂，具有舒张支气管、抗炎和免疫调节的作用，因为其"治疗窗"较窄，毒性反应相对较大，一般不作为首选用药，仅用于对支气管舒张药物和糖皮质激素治疗无反应的重度哮喘患儿，最好在心电监护、血药浓度监测条件下进行，临床使用较多的为氨茶碱或多索茶碱。根据氨茶碱注射液的药品说明书，小儿常用量为 2~4mg/kg，以 5%~25% 葡萄糖注射液稀释后缓慢注射。本处方中患儿体重为 6kg，氨茶碱剂量超量。

【干预建议】 对于该患儿氨茶碱注射液使用量调整为 12~24mg。氨茶碱治疗窗窄，滴注时应缓慢，注意不良反应的发生。建议在发病急性期或病情较重的情况下，静脉给予负荷剂量后，使用注射剂维持，待病情缓解后再改为口服；若病情较轻，直接口服片剂即可。

 案例3

【处方描述】

性别：女　年龄：1岁　体重：6kg

临床诊断：喘息性支气管肺炎

处方内容：

0.9%氯化钠注射液	50ml, iv. drip, qd	
注射用五水头孢唑林钠	0.3g, iv. drip, qd	

【处方问题】　用法不适宜（头孢唑林钠）。

【处方分析】　喘息性支气管炎急性发作期使用 β_2 受体激动剂及 M 受体拮抗剂解除痉挛、舒张支气管，缓解期治疗以吸入型糖皮质激素治疗为主，抗菌药物并非首选治疗药物。头孢唑林钠为广谱的一代头孢类抗生素，可用于敏感菌所致的支气管炎和肺炎，同时属于时间依赖性抗菌药物，静脉滴注后有效浓度维持 8 小时，因此每天一次静脉用药是不够的，为避免门诊患者一日内多次在医院内静脉用药的不便，应再开具一种口服 β – 内酰胺类药物作为序贯治疗。

【干预建议】　应明确指征是否需要使用抗菌药物，如需使用，建议再开具一种口服头孢菌素作为序贯治疗。

 案例4

【处方描述】

性别：女　年龄：5个月11天　体重：8kg

临床诊断：急性下呼吸道感染

处方内容：

磷酸奥司他韦颗粒	15mg, po, bid	
富马酸酮替芬片	0.5mg, po, bid	

【处方问题】　1. 适应证不适宜（磷酸奥司他韦颗粒）。

2. 用量不适宜（磷酸奥司他韦颗粒）。

【处方分析】　1. 磷酸奥司他韦主要用于成人和 1 岁及 1 岁以上儿童的甲型和乙型流感治疗，对于 1 岁以下儿童的安全性和有效性尚未确定。流感是流感病毒引起的一种急性呼吸道传染病，该患儿诊断为急性下呼吸道感染，选用磷酸奥司他韦不适宜。

2. 根据《流行性感冒诊疗方案（2019 年版）》，0~8 月龄儿童，推荐剂量为每次3mg/kg，每日两次。患儿8kg，用量应为24mg，因此处方中奥司他韦15mg用量不足。

【干预建议】 不建议使用奥司他韦。

 案例5

【处方描述】

性别：女　年龄：1岁11个月　体重：11kg

临床诊断：喘息性支气管炎，支气管哮喘

处方内容：

氨溴特罗口服溶液	3ml, po, bid
孟鲁司特钠咀嚼片	4mg, 嚼服, qd
马来酸氯苯那敏片	1mg, po, qd
0.9%氯化钠注射液	2ml, 外用, qd

【处方问题】 遴选药品不适宜（马来酸氯苯那敏片）。

【处方分析】 1. 孟鲁司特是一种白三烯调节剂，是一类非激素类抗炎药，可单独应用于轻度持续哮喘的治疗。氨溴特罗口服溶液是由盐酸氨溴索和盐酸克仑特罗组成的复方制剂，其中盐酸氨溴索为黏液溶解剂，可降低痰液黏度，使痰液易于咳出。盐酸克仑特罗为选择性β受体激动剂，有松弛支气管平滑肌的作用。如果患儿同时有咳痰的症状，可以选用该药。

2. 根据《抗组胺 H_1 受体药在儿童常见过敏性疾病中应用的专家共识》，尽管抗组胺药物目前还不是儿童哮喘的一线用药，但支气管哮喘患者急性发作期及吸入抗原刺激后早发相反应和迟发相反应外周血组胺水平明显升高，而吸入组胺可引起哮喘样症状，说明组胺在哮喘发病中的地位与作用。抗组胺药物不但可以提高支气管收缩的阈值，还具有轻度的舒张支气管的作用，但这些效应均为剂量依赖性的。抗组胺药物对严重持续哮喘并无明显疗效，对中度持续哮喘的效果常需要将抗组胺药物的剂量提高至2~3倍，因此在获得疗效的同时须关注其副反应。考虑到氯苯那敏较强的中枢抑制作用，如果需要提高剂量来使用，副作用也会增大，因此在该处方中使用不适宜。

【干预建议】 不建议使用马来酸氯苯那敏片。

 案例6

【处方描述】

性别：女　年龄：5个月11天　体重：8kg

临床诊断：急性下呼吸道感染

处方内容：

头孢克洛缓释胶囊	0.0625g，po，bid
强力枇杷露	5ml，po，tid

【处方问题】　1. 药品剂型不适宜（头孢克洛缓释胶囊）。

2. 药品遴选不适宜（强力枇杷露）。

【处方分析】　1. 头孢克洛缓释胶囊为0.125g规格，按该处方剂量需要将缓释胶囊拆分使用，会破坏缓释片作用，拆分服用后，破坏了剂型结构，不具有缓释、控释的功能，可使药物在短时间内大量释出，血药浓度增高，发生毒性反应或不良反应的可能性大大增加；同时会破坏胶囊壳对药物的遮味、保护等作用，临床上为了儿童用药方便，常把成年人用的胶囊剂破分用于小儿，这样不仅破坏了胶囊壳的保护作用，同时释放了药物不良味道、增加药物的刺激性和副作用。常可造成儿童恶心、呕吐等不良反应，而且还增加了药物污染的概率。因此，儿童可以选用头孢克洛干混悬剂。

2. 强力枇杷露含有罂粟壳等不适宜儿童使用的成分，儿童禁用。

【干预建议】　1. 建议头孢克洛缓释胶囊改用头孢克洛干混悬剂，0.06g，q8h。

2. 停用强力枇杷露。

第四章

常见消化系统疾病处方审核

一、慢性胃炎

（一）疾病简介

慢性胃炎是指多种致病因素长期作用，引起胃黏膜炎症性改变。慢性胃炎分为慢性浅表性胃炎和慢性萎缩性胃炎两种。

慢性胃炎发病原因至今尚未明了，多数学者公认的病因包括幽门螺杆菌（Hp）、十二指肠 – 胃反流、药物作用、饮食习惯、免疫因素等。

与胃炎有关的症状有腹痛、腹胀、呃逆、反酸、恶心、呕吐、食欲缺乏、腹泻、无力、消瘦等。反复腹痛是最常见症状，年长儿多可指出上腹痛，多发生在餐后，幼儿和学龄前儿童多指脐周不适。慢性胃炎无明显特殊体征，部分患儿可表现为面色苍黄、舌苔厚腻、腹胀、上腹和脐周轻压痛。

（二）指南推荐的治疗方案

1. 一般治疗　慢性胃炎缺乏特殊疗法，以对症治疗为主，与幽门螺杆菌感染相关性胃炎首先进行根除 Hp 治疗。

（1）护理　养成良好的饮食习惯及生活规律，少吃生冷及刺激性食物。

（2）营养管理　由护士对患者的营养状况进行初始评估，记录在《住院患者评估记录》中。总分≥3 分，有营养不良的风险，需在 24 小时内通知营养科医师会诊。

（3）疼痛管理　由护士对患者腹痛情况进行初始评估，疼痛评分在 4 分以上的，应在 1 小时内报告医师，联系麻醉科医生会诊。

（4）心理治疗　部分患儿有躯体化症状，应鼓励患儿参加正常活动和上学，降低疼痛感觉阈。

2. 药物治疗

（1）对症治疗　有餐后腹痛、腹胀、恶心、呕吐者，应用胃肠动力药。如多潘立酮，每次 0.3mg/kg，每天 3~4 次，餐前 15~30 分钟服用。腹痛明显者给予抗胆碱能药物，以缓解胃肠平滑肌痉挛。可用硫酸阿托品，每次 0.01mg/kg，皮下注射。

（2）黏膜保护药　复方谷氨酰胺有抗感染、促进组织修复作用，有利于溃疡愈合，每次 30～40mg，每天 2～3 次。

（3）抗酸药　慢性胃炎伴反酸者可给予中和胃酸药，如氢氧化铝凝胶、磷酸铝凝胶、复方氢氧化铝片，于餐后 1 小时服用。

（4）抑酸药　不作为治疗慢性胃炎的常规用药，只用于慢性胃炎伴有溃疡病、严重反酸或出血者。①H_2受体拮抗药西咪替丁，每日 10～15mg/kg，分两次口服或睡前顿服。②质子泵抑制药。奥美拉唑，0.6～0.8mg/kg，口服，每天 1 次。

3. 对因治疗　避免进食对胃黏膜有强刺激性的饮食和药品，如过硬、过冷、过酸、粗糙的食物，吃冷饮与调味品；药物如非甾体类抗炎药和肾上腺皮质激素等。饮食规律、定时、适当，选择易消化无刺激性食物；注意饮食卫生，防止暴饮暴食。积极治疗口、鼻、咽部的慢性疾病。加强锻炼，提高身体素质。

（三）处方审核案例分析

 案例 1

【处方描述】

性别：女　年龄：55 岁　体重：50kg

临床诊断：慢性胃炎

处方内容：

　　　碳酸氢钠片　　　　　　　1g，po，bid

　　　苯溴马隆片　　　　　　　50mg，po，qd

【处方问题】　适应证不适宜（苯溴马隆片）。

【处方分析】　根据中华医学会儿科学分会感染消化学组《小儿慢性胃炎、消化性溃疡诊断治疗推荐方案》，慢性胃炎的治疗目的在于改善和消除临床症状，无症状者无需治疗。药物治疗包括抗酸药、H_2受体拮抗剂、解痉药、胃肠动力药、黏膜保护剂及抗 Hp 感染治疗。苯溴马隆片适应证为原发性高尿酸血症、痛风性关节炎间歇期及痛风结节肿等，不符合用药原则。

【干预建议】　建议停用苯溴马隆片。

 案例 2

【处方描述】

性别：男　年龄：1 岁 1 个月　体重：9kg

临床诊断：急性胃肠炎轻度脱水

处方内容：

5% 葡萄糖注射液	250ml，qd	
碳酸氢钠注射液	10ml，qd	iv. drip
氯化钾注射液	2ml，qd	
5% 葡萄糖注射液	250ml，qd	
维生素 B_6 注射液	0.2g，qd	iv. drip
西咪替丁注射液	0.1g，qd	
口服补液盐	5.125g，po，bid	

【处方问题】　1. 给药途径不适宜（5% 葡萄糖注射液 + 碳酸氢钠注射液 + 氯化钾注射液静脉补充电解质）。

2. 适应证不适宜（维生素 B_6 注射液）。

【处方分析】　1. 急性胃肠炎是胃肠黏膜的急性炎症，临床表现主要为恶心、呕吐、腹痛、腹泻、发热等。本病常见于夏秋季，其发生多由于饮食不当，暴饮暴食；或食入生冷腐馊、秽浊不洁的食品。一般是对症治疗为主。根据《门诊小儿急性胃肠炎治疗指南》，轻或中度脱水患儿的口服补液治疗是最为推荐的一级处理。重度脱水给予静脉输液治疗。

2. 根据《维生素制剂临床应用专家共识》及药品说明书，维生素 B_6 仅用于炎性肠病、妊娠剧吐等消化道疾病。因此，维生素 B_6 用于急性胃肠炎属于适应证不适宜。

【干预建议】　建议暂时停用静脉补液治疗。本案例诊断为"轻度脱水"，根据患者脱水情况，推荐先口服补液治疗，根据脱水情况的纠正再斟酌是否用静脉输液治疗。

 案例3

【处方描述】

性别：男　年龄：8 岁　体重：25kg

临床诊断：急性细菌性肠炎

处方内容：

诺氟沙星胶囊	0.2g，po，tid
庆大霉素片	1 片，po，tid
蒙脱石散	1 袋，po　tid

【处方问题】　遴选的药品不适宜（诺氟沙星胶囊）。

【处方分析】　儿童急性细菌性肠炎是非常多见的一种疾病，病毒对肠道进行侵袭后，引发肠黏膜上皮脱落，最终肠腔内聚集大量的肠液而出现腹泻，并发细菌感染。儿童急性胃肠炎常见的病原菌为沙门菌、志贺菌和霍乱弧菌。《欧洲儿童急性胃肠炎处理循证指南（2014年版）》主要推荐阿奇霉素和头孢曲松钠，环丙沙星可作为无其他药物可选择时的替代药物。儿童感染性腹泻常见病原菌对氟喹诺酮类的耐药率高。同时指南提出儿童或青少年应在没有其他安全、有效的可替代药物选择的情况下谨慎使用氟喹诺酮类药物。因此对于胃肠道感染患者抗菌药物的使用应结合细菌药敏结果，儿童优选敏感性高、安全性高的抗菌药物。

【干预建议】　建议停用诺氟沙星胶囊，换用敏感度更高、安全性更好的β-内酰胺类抗菌药物。

 案例4

【处方描述】

性别：男　年龄：16岁11个月　体重：40kg

临床诊断：急性肠炎腹泻

处方内容：

| 蒙脱石散 | 3g，po，tid |
| 盐酸左氧氟沙星胶囊 | 0.1g，po，tid |

【处方问题】　药品品种不适宜（盐酸左氧氟沙星胶囊）。

【处方分析】　急性胃肠炎是胃肠黏膜的急性炎症，临床表现主要为恶心、呕吐、腹痛、腹泻、发热等。本病常见于夏秋季，其发生多由于饮食不当，暴饮暴食；或食入生冷腐馊、秽浊不洁的食品。一般是对症治疗为主。儿童感染性腹泻常见病原体为志贺菌、沙门菌、空肠弯曲菌、大肠埃希菌、轮状病毒、腺病毒、诺瓦病毒、寄生虫等。且根据说明书盐酸左氧氟沙星胶囊对18岁以下患者禁用。《国家抗微生物指南》（第二版）推荐首选青霉素类，如氨苄西林、阿莫西林。

【干预建议】　建议停用诺氟沙星胶囊，换用敏感度更高、安全性更好的β内酰胺类抗菌药物。

 案例5

【处方描述】

性别：男　年龄：2岁　体重：12kg

临床诊断：小儿肠炎

处方内容：

头孢克肟颗粒	25mg，po，q12h
口服补液盐Ⅲ	1袋，po，bid

【处方问题】 1. 适应证不适宜（头孢克肟颗粒）。

2. 用法不适宜（口服补液盐Ⅲ）。

【处方分析】 1. 小儿肠炎为感染性腹泻，其致病菌可为病毒、细菌、原虫、真菌或寄生虫。根据《儿童轮状病毒胃肠炎预防诊疗专家共识（2020年版）》，病毒感染特别是轮状病毒已逐渐取代细菌性感染，成为5岁以下儿童重度脱水性腹泻的首要致病原。因此，应通过相应粪便常规或细菌培养检测出病原菌后选择抗菌药物。根据《抗菌药物临床应用指导原则（2015年版）》，抗菌药物治疗性应用的基本原则为"诊断为细菌性感染者方有指征应用抗菌药物。"在未有感染指征的情况下应用抗菌药物，属于适应证不适宜。若确有细菌感染指征，建议在临床诊断中予以注明，以体现用药指征。该诊断未明确细菌感染，因此，头孢克肟颗粒用药适应证不适宜。

2. 口服补液盐在补充电解质和水分时，初始时按照50ml/kg，4小时内服用，以后根据患者脱水程度调整剂量直至腹泻停止。婴幼儿应用本品时需少量多次给予。

【干预建议】 1. 停用头孢克肟或增加细菌感染适应证。

2. 建议调整口服补液盐Ⅲ用法用量。

 案例6

【处方描述】

性别：男　年龄：11个月6天　体重：10kg

临床诊断：急性胃肠炎；支气管炎

处方内容：

5%葡萄糖氯化钠注射液	100ml，qd	
西咪替丁注射液	0.1g，qd	iv. drip
5%葡萄糖注射液	100ml，qd	
注射用多索茶碱	0.03g，qd	iv. drip
盐酸氨溴索口服溶液	2.5ml，po，tid	

【处方问题】 联合用药不适宜（盐酸西咪替丁与多索茶碱）。

【处方分析】 西咪替丁与多索茶碱存在相互作用。茶碱通过肝微粒体中的细胞色素P450酶类（CYP1A2、CYP3A4）代谢，其中CYP1A2是其代谢最主要的酶。西咪替丁对大部分的细胞色素酶都有抑制作用，但主要抑制 CYP3A4，其次是 CYP2D6、CYP2C19、CYP1A2。西咪替丁使茶碱 $t_{1/2}$ 延长 36.2%，使茶碱的血浆浓度升高 15%~50%。多索茶碱为新型黄嘌呤类药物，其代谢与茶碱相似。同时使用盐酸西咪替丁和多索茶碱可能导致茶碱毒性反应（恶心、呕吐、心悸、癫痫发作）。两者合用时应降低多索茶碱剂量，并应监测血药浓度、药物毒性症状。

【干预建议】　建议盐酸西咪替丁换为质子泵抑制剂。

 案例 7

【处方描述】

性别：女　年龄：16 岁　体重：45kg

临床诊断：急性肠胃炎

处方内容：

四磨汤口服液	10ml，po，tid
颠龙合剂	10ml，po，tid
复方嗜酸乳杆菌片	1g，po，tid
可乐必妥片	500mg，po，qd

【处方问题】　1. 遴选药品不适宜（可乐必妥片）。

2. 药品名称不规范（可乐必妥片）。

【处方分析】　1. 急性胃肠炎是胃肠黏膜的急性炎症，临床表现主要为恶心、呕吐、腹痛、腹泻、发热等。本病常见于夏秋季，其发生多由于饮食不当、暴饮暴食；或食入生冷腐馊、秽浊不洁的食品。一般是对症治疗为主。儿童感染性腹泻常见病原体为志贺菌、沙门菌、空肠弯曲菌、大肠埃希菌、轮状病毒、腺病毒、诺瓦病毒、寄生虫等。根据说明书左氧氟沙星对 18 岁以下患者禁用。《国家抗微生物指南》（第二版）推荐首选青霉素类，如氨苄西林、阿莫西林。

2. 可乐必妥片为商品名，处方应包含规范通用名左氧氟沙星片。

【干预建议】　建议停用可乐必妥片，换用第三代头孢菌素。

二、感染性腹泻

（一）疾病简介

小儿腹泻病是一组多病原、多因素引起的以大便次数增多和大便性状改变（呈稀水便、糊状便、黏液脓血便）为特点的一组消化道综合征。

病因分为感染性因素和非感染性因素。感染性因素包括如下几个方面。

（1）病毒　是我国目前婴幼儿腹泻的主要病因，主要病原体为轮状病毒、肠道腺病毒、诺如病毒和星状病毒，其他有肠道病毒（包括柯萨奇病毒、埃可病毒）和冠状病毒等。

（2）细菌　主要包括以下几种。①致腹泻大肠埃希菌。根据引起腹泻的大肠埃希菌毒力基因、致病性、致病机制和临床症状分为肠致病性大肠埃希菌、肠产毒性大肠埃希菌、肠侵袭性大肠埃希菌、肠出血性大肠埃希菌和肠集聚性大肠埃希菌。②志贺菌属。③沙门菌属。④空肠弯曲菌。⑤伤寒杆菌。

（3）真菌　致腹泻的真菌有念珠菌、曲菌、毛霉菌等。

（4）寄生虫　临床已少见，病因可以为蓝氏贾第鞭毛虫、阿米巴原虫和隐孢子虫等。

（二）指南推荐的治疗方案

儿童腹泻时可先调整饮食，控制感染，适量补充液体防止脱水，一般不主张使用止泻药。使用止泻药后腹泻虽可得到缓解，但可能会加重肠道毒素吸收甚至发生全身中毒现象。

治疗原则是预防和纠正脱水，饮食调整，对症治疗和合理用药。

（1）肠黏膜保护药　如十六角蒙脱石。

（2）补充微量元素与维生素。

（3）微生态疗法　给予益生菌如双歧杆菌、乳酸杆菌等。

（4）细菌感染性腹泻　合理应用抗生素。

（三）处方审核案例分析

 案例1

【处方描述】

性别：女　年龄：12岁　体重：35kg

临床诊断：腹泻

处方内容：

盐酸小檗碱片	0.3g，po，tid	
铝镁加混悬液	1袋，po，tid	
口服补液盐Ⅲ	1袋，po，每日数次	
复方嗜酸乳杆菌片	1g，po，tid	
蒙脱石散剂	3g，po，tid	

【处方问题】　1. 联合用药不适宜（复方嗜酸乳杆菌片与蒙脱石散剂）。

2. 适应证不适宜（铝镁加混悬液）。

【处方分析】　1. 根据中华医学会儿科学分会消化学组《儿童腹泻病诊断治疗原则的专家共识》，应用肠黏膜保护剂，如蒙脱石散；应用微生态疗法，给予益生菌如双歧杆菌、乳酸杆菌等；有助于改善腹泻病情、缩短病程。本案例中，蒙脱石散对消化道内的病毒、病菌及其产生的毒素有固定、抑制作用；对消化道黏膜有覆盖能力，并通过与黏液糖蛋白相互结合，会影响复方嗜酸乳杆菌片在肠道的吸收。两者同时服用应间隔 2 小时以上。

2. 根据说明书，铝镁加混悬液作为中和胃酸药，用于治疗胃及十二指肠溃疡或胃酸过多引起的反酸、胃灼热、疼痛、腹胀、嗳气等症状。不良反应包括腹泻，适宜用于腹泻患者。

【干预建议】　建议复方嗜酸乳杆菌片和蒙脱石散剂至少间隔 2 小时服用。

 案例 2

【处方描述】

性别：男　年龄：4 岁　体重：12.7kg

临床诊断：腹泻

处方内容：

口服补液盐Ⅲ	1 袋，po，每日数次
蒙脱石散剂	3g，po，tid
头孢地尼分散片	75mg，po，tid
布洛芬混悬液	5ml，po，prn

【处方问题】　适应证不适宜（头孢地尼分散片）。

【处方分析】　根据中华医学会儿科学分会消化学组《儿童腹泻病诊断治疗原则的专家共识》，常规不使用抗生素类药；黏液脓血便多为侵袭性细菌感染，须应用抗生素。本案例中临床无感染性诊断。头孢地尼分散片为无适应证用药。

【干预建议】　完善便常规、便培养及感染指标等各项检查，如不支持细菌感染建议停用头孢地尼分散片，如支持细菌感染需增加感染诊断。

 案例 3

【处方描述】

性别：女　年龄：1 岁 7 个月　体重：11kg

临床诊断：腹泻

处方内容：

乳酸菌素咀嚼片	0.4g，po，tid
5%葡萄糖注射液	250ml，qd
浓氯化钠注射液	0.5g，qd
5%葡萄糖注射液	100ml，qd
西咪替丁注射液	0.05g，qd
5%葡萄糖注射液	100ml，qd
维生素 B$_6$ 注射液	100mg，qd
维生素 C 注射液	0.5g，qd

其中"5%葡萄糖注射液 250ml + 浓氯化钠注射液 0.5g" 为 iv. drip；"5%葡萄糖注射液 100ml + 西咪替丁注射液 0.05g" 为 iv. drip；"5%葡萄糖注射液 100ml + 维生素 B$_6$ 注射液 100mg + 维生素 C 注射液 0.5g" 为 iv. drip。

【处方问题】 无适应证用药（西咪替丁注射液）。

【处方分析】 西咪替丁为 H$_2$ 受体阻断剂，抑制胃酸分泌，适用于消化道溃疡、消化道出血、反流性食管炎等。患儿诊断为腹泻，经查阅病历，患儿发热、腹泻、呈水样便、4～5 次/日，无恶心、呕吐。根据《中国儿童腹泻病诊断治疗原则的专家共识》，药物治疗方案并无抑酸治疗，西咪替丁属于无适应证用药。同时，西咪替丁说明书不良反应项提示其可通过血 - 脑屏障，具有一定的神经毒性，幼儿血 - 脑屏障发育不如成人完善，易造成中枢神经系统不良反应。有资料《西咪替丁的临床新用途》显示，用西咪替丁用于婴幼儿秋冬季腹泻有效，但样本量小，证据等级低。

【干预建议】 建议停用西咪替丁。

案例 4

【处方描述】

性别：男　年龄：2 岁　体重：14kg

临床诊断：腹泻

处方内容：

0.9%氯化钠注射液	100ml，iv. drip，qd
注射用拉氧头孢钠	8g，iv. drip，qd

【处方问题】 1. 适应证不适宜（注射用拉氧头孢钠）。

2. 用法用量不适宜（注射用拉氧头孢钠）。

【处方分析】 1. 根据中华医学会儿科学分会消化学组《儿童腹泻病诊断治疗原则的专家共识》，常规不使用抗生素类药；黏液脓血便多为侵袭性细菌感染，须应用抗生素。本案例中临床诊断无感染性诊断。注射用拉氧头孢钠适应证为用于敏感菌引起的各种感染症，消化系统感染症（胆道炎、胆囊炎等），对于肠道感染不作为首选抗感染用药。目前患者诊断无拉氧头孢适应证。

2. 注射用拉氧头孢钠儿童给药剂量：一天8g，qd，用法用量不适宜。应调整为一天40~80mg/kg，分2~4次。

【干预建议】 完善便常规、便培养及感染指标等各项检查，如不支持细菌感染建议停用拉氧头孢，如支持细菌感染需增加感染诊断，并调整拉氧头孢剂量。

 案例5

【处方描述】

性别：男　年龄：9岁　体重：26kg

临床诊断：非感染性腹泻

处方内容：

口服补液盐Ⅲ	5.125g，po，每日数次
复方嗜酸乳杆菌片	0.5g，po，tid
蒙脱石散剂	3g，po，bid
腹可安片	1片，po，tid

【处方问题】 1. 药品不适宜（腹可安片）。

2. 联合用药不适宜（复方嗜酸乳杆菌片与蒙脱石散剂）。

【处方分析】 1. 根据中华医学会儿科学分会消化学组《儿童腹泻病诊断治疗原则的专家共识》，应用口服补液盐预防继续脱水；应用肠黏膜保护剂，如蒙脱石散；应用微生态疗法，给予益生菌如双歧杆菌、乳酸杆菌等，有助于改善腹泻病情、缩短病程。腹可安片为中成药，清热利湿，收敛止痛，主要用于急性胃肠炎、消化不良引起的腹痛、腹泻、呕吐。与临床诊断不符。

2. 本案例中，蒙脱石散对消化道内的病毒、病菌及其产生的毒素有固定、抑制作用；对消化道黏膜有覆盖能力，并通过与黏液糖蛋白相互结合，会影响复方嗜酸乳杆菌片在肠道的吸收。两者同时服用应间隔2小时以上。

【干预建议】 1. 建议停用腹可安片。

2. 建议复方嗜酸乳杆菌片和蒙脱石散剂至少间隔2小时服用。

 案例6

【处方描述】

性别：男　年龄：7个月　体重：7.5kg

临床诊断：急性腹泻病

处方内容：

头孢泊肟酯颗粒	40mg，po，q12h
蒙脱石散	1g，po，tid
醒脾养儿颗粒	2g，po，tid

【处方问题】 适应证不适宜（头孢泊肟酯颗粒）。

【处方分析】 急性腹泻病是指一日3次以上稀便，或便量超过200g，其中水分占80%，且病程在1~2周内。引起急性腹泻的原因很多，较常见的原因是食入不洁食物及病毒感染。根据《抗菌药物临床应用指导原则（2015年版）》，抗菌药物治疗性应用的基本原则："诊断为细菌性感染者方有指征应用抗菌药物。"在未有感染指征的情况下应用抗菌药物，属于适应证不适宜。若确有细菌感染指征，建议在临床诊断中予以注明，以体现用药指征。

【干预建议】 完善便常规、便培养及感染指标等各项检查，如不支持细菌感染建议停用头孢泊肟酯颗粒，如支持细菌感染需增加感染诊断。

三、功能性消化不良

（一）疾病简介

功能性消化不良是指来源于胃、十二指肠的消化功能障碍症状，即持续存在的上腹痛、腹胀、早饱、嗳气、厌食、反酸、恶心、呕吐等，并排除可解释该症状的器质性、全身性、代谢性疾病。

（二）指南推荐的治疗方案

1. 一般治疗 了解患儿近期饮食或用药的改变。要仔细了解可能使症状加重的食物和药物，并停止使用。

2. 药物治疗

（1）抗酸药 常用药物有碳酸氢钠、氢氧化铝、磷酸铝凝胶等，这类药物对于缓解饥饿痛、反酸、胃灼热感等症状有较明显的效果。

（2）抑酸药 常用药物有 H_2 受体拮抗药和质子泵抑制药。质子泵抑制药抑制胃酸分泌作用很强，适用于 H_2 受体拮抗药无效的患者。常用西咪替丁，每日 $10 \sim 15mg/kg$，分2次口服或睡前顿服；雷尼替丁，每日 $4 \sim 6mg/kg$，分2次服或睡前顿服。奥美拉唑，$0.6 \sim 0.8mg/kg$，每天1次。

（3）促动力药 有甲氧氯普胺、多潘立酮、红霉素等。

（4）胃黏膜保护药 主要有复发谷氨酰胺、十六角蒙脱石等。

（5）$5 - HT_3$ 受体拮抗药和阿片受体激动药 这两类药物促进胃排空的作用很弱，用于治疗功能性消化不良患者的机制是调节内脏感觉。

（三）处方审核案例分析

 案例1

【处方描述】

性别：男　年龄：2岁7个月　体重：14kg

临床诊断：功能性消化不良

处方内容：

神曲消食口服液	0.5支，po，tid
开塞露	3mg，塞肛，qd
多潘立酮片	10mg，po，tid

【处方问题】　1. 药品剂型或给药途径不适宜（多潘立酮片）。

2. 适应证不适宜（开塞露）。

【处方分析】　1. 婴幼儿服用片剂分剂量，使用剂量难以把握，也不便于婴幼儿口服。根据多潘立酮说明书注意事项"本品不适用于婴儿、儿童（12岁以下）、青少年及体重小于35kg的成人。"

2.《中国儿童功能性消化不良诊断和治疗共识》推荐药物治疗：根据患儿的临床表现及其与进餐的关系，可选用促动力药、抗酸药和抑酸药。开塞露用于便秘或肠道减压，与临床诊断不符合。

【干预建议】　建议改用多潘立酮混悬液；停用开塞露。

 案例2

【处方描述】

性别：女　年龄：1岁8个月　体重：12kg

临床诊断：胃肠功能紊乱

处方内容：

头孢克肟颗粒	30mg，po，bid
枯草杆菌二联活菌颗粒	1g，po，bid
保济口服液	1支，po，tid

【处方问题】　1. 联合用药不适宜（头孢克肟颗粒不宜联用枯草杆菌二联活菌颗粒）。

2. 无适应证用药（头孢克肟颗粒）。

【处方分析】　1. 头孢克肟为口服用的第三代头孢菌素类抗生素，适用于治疗敏感菌所致的呼吸、泌尿和胆道等部位的感染。枯草杆菌二联活菌为活菌制剂，与抗菌药同服可减弱其疗效，应分开服用。

2. 根据《抗菌药物临床应用指导原则（2015 年版)》，抗菌药物治疗性应用的基本原则："诊断为细菌性感染者方有指征应用抗菌药物。"在未有感染指征的情况下应用抗菌药物，属于适应证不适宜。若确有细菌感染指征，建议在临床诊断中予以注明，以体现用药指征。该患儿无使用头孢克肟指征。

【干预建议】 建议停用头孢克肟。

案例 3

【处方描述】

性别：女　年龄：4 岁　体重：12.5kg

临床诊断：胃肠功能紊乱

处方内容：

氨溴特罗口服液	5ml，po，bid
乳果糖口服溶液	10ml，po，qd
凝结芽孢杆菌活菌片	350mg，po，tid

【处方问题】 无适应证用药（氨溴特罗口服液）。

【处方分析】 胃肠功能紊乱起病多缓慢，临床表现以胃肠道症状为主，如反酸、嗳气、厌食、恶心、呕吐等。排除器质性病变后，考虑采用药物对症治疗。氨溴特罗口服液适用于呼吸系统的咳嗽、咳痰症状，不符合临床诊断。

【干预建议】 建议停用氨溴特罗口服液。

四、便秘

（一）疾病简介

便秘是指持续 2 周或 2 周以上的排便困难或排便延迟。若便秘无病理、生理学的客观依据，不能以炎症、解剖、代谢及神经病变解释者，即不存在引起便秘的器质性病变称功能性便秘，亦称特发性便秘。有资料报道，功能性便秘占综合性儿科门诊总数的 5%～10%，占小儿胃肠疾病门诊的 25%，占小儿便秘 90% 以上。

（二）指南推荐的治疗方案

儿童便秘用药一定要谨慎，要避免长期应用或滥用刺激性泻剂。某些药物可引起药物性便秘，如阿片类、解痉药、抗惊厥药、钙通道抑制剂、利尿剂、铁剂等，应避免长期服用。

（1）开塞露　对急性便秘效果好，可去除直肠、结肠内积聚的粪便。开塞露是高渗性泻药，不被肠壁吸收，在肠道内呈高渗状态，自肠道吸收水分，软化粪块。虽然开塞露注入幼儿肛门后可以刺激肠壁引起排便，但一般不建议给小儿用开塞露，以避免药物依赖，而且有一定的刺激作用。

（2）缓泻药　①乳果糖溶液，1~2ml/（kg·d），可分次给药，最多不超过15ml。其味甜，作用温和，无严重不良反应，是治疗小儿便秘较理想的药剂。②聚乙二醇4000，用于8岁以上儿童，每次半袋，每天1~2次；或每天1~2袋，一次顿服，每袋内容物溶于1杯水中后服用。聚乙二醇4000是线性长链聚合物，通过氢键固定水分子，使水分子保留在结肠内，增加粪便含水量并软化粪便，恢复粪便体积和重量至正常，促进排便的最终完成，从而改善便秘症状。但使用过量可致腹泻。③液状石蜡，不被吸收，不消化，润滑结肠黏膜和粪便，阻止肠黏膜吸收水分，软化大便。用量为0.5ml/kg，长期服用可影响维生素K、维生素A、维生素D的吸收，婴儿禁忌。④番泻叶，为刺激性泻药，长期使用可使结肠壁神经丛受损，用药次数尽量减少。⑤麻油，主要含芝麻素、麻油酚、维生素E、植物甾醇和卵磷脂，服后3~4小时产生导泻作用，儿童服用5~10ml无不良反应。

（3）微生态调节药　便秘患者存在肠道菌群失调，肠道益生菌可降低肠道pH、刺激肠蠕动、改善肠内发酵过程，有通便作用。

（三）处方审核案例分析

 案例

【处方描述】

性别：女　年龄：5岁　体重：19kg

临床诊断：便秘

处方内容：

乳果糖口服溶液	5ml，po，bid	
复方毛冬青颗粒	5g，po，tid	
莫匹罗星软膏	0.1g，外用，qd	

【处方问题】　无适应证用药（复方毛冬青颗粒、莫匹罗星软膏）。

【处方分析】　儿童便秘是一种常见病症，其原因很多，可以分为两大类，即功能性便秘和先天性肠道畸形导致。目前的治疗手段多样，根据患儿的不同情况，选择合适的治疗方案尤为重要，临床上常通过非药物和药物干预相结合来达到治疗目的。常见治疗药物包括泻剂、灌肠剂和栓剂，以及微生态制剂等。复方毛冬青颗粒适用于风热感冒，莫匹罗星软膏外用于抗感染治疗，两者均无便秘适应证。

【干预建议】　建议停用复方毛冬青颗粒、莫匹罗星软膏。

第五章 | 常见维生素、微量元素代谢异常疾病处方审核

一、维生素 D 缺乏病

（一）疾病简介

维生素 D 缺乏病是由于儿童体内维生素 D 缺乏引起体内钙、磷代谢异常，导致生长期的骨组织钙化不全，产生以生长着的长骨干骺端和骨组织矿化不全等骨骼病变为特征的全身慢性营养性疾病。

1. 病因

（1）胎儿期储存不足　如早产、双胎。

（2）阳光照射不足　户外活动少、冬季日光照射减少。

（3）摄入不足　天然食物维生素 D 含量少，如乳类（包括人乳及牛、羊乳等）、禽蛋黄、肉类等维生素 D 含量较少，谷类、蔬菜、水果几乎不含维生素 D。

（4）需要量增多　佝偻病多见于生长发育旺盛的时期，如婴儿早期、早产及双胎婴儿期。

（5）疾病影响　慢性胃肠道疾病与肝胆系统疾病均会影响维生素 D 的吸收和利用；长期服用抗癫痫药物可使体内维生素 D 不足；糖皮质激素对抗维生素 D 对钙的转运作用。

2. 临床表现　包括非特异症状、骨骼特征性改变和其他系统改变。

（1）非特异症状　常为神经兴奋性增高的表现，如多汗、易惊、夜啼、烦闹、汗多刺激头皮而摇头等，但这些并非佝偻病的特异症状，仅可作为诊断佝偻病的参考依据。需要注意在维生素 D 过量与中毒时也可有同样症状。

（2）骨骼特征性改变　维生素 D 缺乏性佝偻病可以看成是机体为维持血钙水平而对骨骼造成的损害。维生素 D 长期、严重缺乏造成肠道吸收钙、磷减少和低钙血症，以致甲状旁腺功能代偿性亢进，甲状旁腺素分泌增加以动员骨钙释出使血清钙浓度维持在正常或接近正常的水平；但甲状旁腺素也使肾小管重吸收磷减少，继发机体钙、磷代谢失常，导致骨基质不能正常矿化，成骨细胞代偿性增生，碱性磷酸酶分泌增加，使机体出现骨骼的相应改变。如骨样组织堆积造成

"方颅""串珠""手足镯"等，骨质疏松，负重出现下肢弯曲。①6个月以内的小儿以颅骨改变为主，颅骨外层变薄而见颅骨软化，前囟边较软（乒乓感）。②6个月后的小儿出现方颅（常见于7~8个月），头围也较正常增大，前囟较大且关闭晚。还可出现肋串珠、肋膈沟、手镯、足镯、鸡胸（1岁左右出现）等。③小儿开始站立与行走后双下肢负重，可出现膝内翻（"O"形腿）或膝外翻（"X"形腿）。小儿会坐与站立后，因韧带松弛可导致脊柱畸形。

（3）其他系统改变　免疫功能降低，易患呼吸道、消化道感染，并使感染加重。

（二）治疗

治疗目的在于控制活动期，防止骨骼畸形。药物治疗原则应以口服为主，强调个体化给药。

1. 一般治疗

（1）坚持每日户外活动。

（2）加强营养，保证足够奶量。

（3）不宜过早站立与行走。

2. 药物治疗　维生素D 2 000~4 000IU/d，1个月后改为预防量（400IU/d）。患儿口服困难或腹泻等影响吸收时，可采用大剂量突击治疗，肌内注射维生素D每次（15~30）万IU，3个月后改为预防量。如治疗后临床表现、辅助检查均无改善时，应考虑其他疾病。注意鉴别诊断，避免盲目治疗造成维生素D过量或中毒。对于膳食中缺钙者可口服适量钙剂。

3. 其他治疗　有严重骨骼畸形的后遗症患者，可考虑骨科矫正治疗。

（三）处方审核案例分析

 案例1

【处方描述】

性别：男　年龄：5岁　体重：16.4kg

临床诊断：维生素D缺乏病

处方内容：

维生素D滴剂	2粒，po，qd
五维赖氨酸颗粒	5g，po，qd
脾氨肽口服冻干粉	2mg，po，qd

【处方问题】　1. 遴选药品不适宜（脾氨肽口服冻干粉）。

2. 用法、用量不适宜（维生素D滴剂）。

【处方分析】 1. 根据《维生素 D 及其类似物临床应用共识》，充足日光照射是预防维生素 D 缺乏最安全、价廉和有效的手段。缺少日照时建议补充维生素 D，维生素 D_2 或维生素 D_3 均可，二者在疗效和安全性方面无显著差别。长期缺乏维生素 D，可导致机体免疫功能低下。本案例中，无"免疫力低下"相关诊断。脾氨肽口服冻干粉适用于治疗细胞免疫功能低下、免疫缺陷和自身免疫功能紊乱性疾病，不符合临床诊断。

2. 根据《维生素 D 及其类似物临床应用共识》，对 1～18 岁的维生素 D 缺乏儿童和青少年，建议用维生素 D_2 或 D_3 2000IU/d 或 50 000IU/w，用 6 周以使血清 25 - 羟维生素 D_3（$25 - OH - VitD_3$）水平达 $30\mu g/L$（75nmol/L）以上，继而以 600～1 000IU/d 维持。本案例中患儿年龄 5 岁，维生素 D 2 粒，800IU qd 则剂量偏小。

【干预建议】 建议停用脾氨肽口服冻干粉。建议增加维生素 D 剂量为 5 粒，qd。

案例 2

【处方描述】

性别：男　年龄：7 个月　体重：9.35kg

临床诊断：维生素 D 缺乏病

处方内容：

乳酸钙颗粒　　　　　　　0.5g，po，qd

维生素 D 滴剂　　　　　　2 粒，po，qd

【处方问题】 1. 遴选的药品不适宜（乳酸钙颗粒）。

2. 用法、用量不适宜（维生素 D 滴剂）。

【处方分析】 1. 根据《维生素 D 及其类似物临床应用共识》，充足日光照射是预防维生素 D 缺乏最安全、价廉和有效的手段。缺少日照时建议补充维生素 D，维生素 D_2 或维生素 D_3 均可，二者在疗效和安全性方面无显著差别。如果做微量元素检查，钙离子水平低，同时有缺钙症状，需要补钙治疗。本案例中，无"钙缺乏"相关诊断。乳酸钙颗粒适用于预防和治疗钙缺乏症，不符合临床诊断。

2. 根据《维生素 D 及其类似物临床应用共识》，对 0～1 岁维生素 D 缺乏婴幼儿，建议用维生素 D_2 或 D_3 2000IU/d 或 50 000IU/w，用 6 周以使血清 25 - OH - VitD_3 水平达到 $30\mu g/L$（75nmol/L）以上，继而以 400～1000IU/d 维持。本案例中患儿 7 个月，维生素 D 2 粒，800IU qd 则剂量偏小。

【干预建议】 建议停用乳酸钙颗粒。建议增加维生素 D 剂量为 5 粒，qd。

案例3

【处方描述】

性别：女　年龄：7个月　体重：6.4kg

临床诊断：维生素D缺乏病，饮食性钙缺乏，早产儿

处方内容：

　　乳酸钙颗粒　　　　　　　0.5g, po, qd

　　维生素D滴剂　　　　　　2粒, po, qd

【处方问题】　用法、用量不适宜（维生素D滴剂）。

【处方分析】　根据《维生素D及其类似物临床应用共识》，对0~1岁维生素D缺乏婴幼儿，建议每天用维生素D_2或D_3 2 000IU或每周用D_3 50 000IU，用6周以使血清$25-OH-VitD_3$水平达到30μg/L（75nmol/L）以上，继而以400~1 000IU/d维持。而具有维生素D缺乏高风险者可耐受上限更高。本案例中维生素D 2粒，800IU qd则剂量偏小。本患儿7个月，早产儿，维生素D缺乏伴有钙缺乏，具有高危因素，维生素D剂量需要适当提高。

【干预建议】　建议增加维生素D剂量为5粒, qd。根据医生的进一步诊断，再适当提高维生素D剂量。

 案例4

【处方描述】

性别：男　年龄：1岁10个月　体重：11.5kg

临床诊断：维生素D缺乏病；营养元素缺乏

处方内容：

　　乳酸钙颗粒　　　　　　　0.5g, po, qd

　　脾氨肽口服冻干粉　　　　2mg, po, qd

　　维生素D滴剂　　　　　　400IU, po, qd

【处方问题】　1. 无适应证用药（脾氨肽口服冻干粉）。

2. 用量不适宜（维生素D滴剂）。

【处方分析】　1. 患儿临床诊断为维生素D缺乏病和营养元素缺乏，脾氨肽口服冻干粉为免疫调节药，在本处方中属于无适应证用药。维生素D缺乏可能会同时导致钙缺乏，乳酸钙为合理用药，颗粒剂也适用于儿童。

2. 患儿1岁10个月，根据《维生素D及其类似物临床应用共识》，对1~18岁的维生素D缺乏儿童和青少年，建议用维生素D_2或D_3 2 000IU/d或50 000IU/w，用6周以使血清$25-OH-VitD_3$水平达30μg/L（75nmol/L）以上，继而以600~

1 000IU/d 维持。处方中维生素 D 用量 400IU/d 只是预防维持量，作为治疗维生素 D 缺乏病来说用量不足。

【干预建议】 1. 不建议使用脾氨肽口服冻干粉。

2. 维生素 D 滴剂用量改为 800IU/d。

 案例 5

【处方描述】

性别：女 年龄：1 岁 7 个月 体重：10kg

临床诊断：胃肠功能紊乱；维生素 D 缺乏病

处方内容：

维生素 D 滴剂	800IU，po，qd
健胃消食口服液	10ml，po，bid
酪酸梭菌肠球菌三联活菌片	200mg，po，tid

【处方问题】 适应证不适宜（健胃消食口服液）。

【处方分析】 1. 婴幼儿胃肠功能发育尚未完善，肠道微生物菌群尚未完全建立，容易发生胃肠功能紊乱，临床表现有腹痛、腹泻、恶心、呕吐等。酪酸梭菌肠球菌三联活菌片的适应证是改善肠内菌群失调引起的各种肠道症状，可在本处方中使用。健胃消食口服液为中成药，功能主治为用于脾胃虚弱所致的积食、消化不良等，不适用于胃肠功能紊乱。

2. 血清 25 - 羟维生素 D_3（25 - OH - VitD$_3$）水平检测已被公认为反映维生素 D 状态的最合理指标。患儿临床诊断为胃肠功能紊乱，有可能影响维生素 D 的吸收，应适当加大维生素 D 的用量，或者定期检测血清中 25 - OH - VitD$_3$ 水平，以免维生素 D 补充不足。

【干预建议】 1. 不建议使用健胃消食口服液。

2. 定期检测血清中 25 - OH - VitD$_3$ 水平并调整维生素 D 用量。

 案例 6

【处方描述】

性别：女 年龄：1 岁 11 个月 体重：10.3kg

临床诊断：维生素 D 缺乏病

处方内容：

赖氨葡锌颗粒	1 袋，po，bid
阿法骨化醇胶丸	0.1μg，po，qd

　　乳酸钙颗粒　　　　　　　　　　0.5g, po, qd

【处方问题】 1. 无适应证用药（赖氨葡锌颗粒）。

2. 遴选药品不适宜（阿法骨化醇胶丸）。

【处方分析】 1. 患儿临床诊断为维生素 D 缺乏病，赖氨葡锌颗粒在此处方中属于无适应证用药。维生素 D 缺乏可能会同时导致钙缺乏，乳酸钙为合理用药，颗粒剂也比较适合儿童。

2. 根据《维生素 D 及其类似物临床应用共识》，对维生素 D 缺乏的防治，建议用普通维生素 D_2 或 D_3 制剂，不推荐用活性维生素 D 或其类似物纠正维生素 D 缺乏。阿法骨化醇在肝脏被迅速转化成维生素 D_3 的代谢物，起到调节钙和磷酸盐代谢的作用，适用于骨质疏松症、佝偻病和骨软化症等。因此在本处方中使用不适宜。

【干预建议】 1. 不建议使用赖氨葡锌颗粒。

2. 阿法骨化醇胶丸改用维生素 D 滴剂，800IU/d。

 案例 7

【处方描述】

性别：男　年龄：5 岁　体重：14.4kg

临床诊断：维生素 D 缺乏病

处方内容：

　　维 D_2 磷葡钙片　　　　　　　　1 片, po, tid

　　维生素 D 滴剂　　　　　　　　　800IU, po, qd

　　小儿盐酸赖氨酸颗粒　　　　　　2g, po, qd

【处方问题】 1. 重复给药（维 D_2 磷葡钙片、维生素 D 滴剂）。

2. 无适应证用药（小儿盐酸赖氨酸颗粒）。

【处方分析】 1. 维生素 D 缺乏可能会同时导致钙缺乏，因此处方中可以同时使用钙补充剂。但是该处方中使用的维 D_2 磷葡钙片为复方制剂，每片含葡萄糖酸钙 0.197g、磷酸氢钙 0.139g、维生素 D_2 100IU，与维生素 D 滴剂成分重复，不利于维生素 D 用量的计算和调整。

2. 患儿临床诊断为维生素 D 缺乏病，小儿盐酸赖氨酸颗粒主要用于赖氨酸缺乏引起的小儿食欲不振、营养不良及脑发育不全，在此处方中属于无适应证用药。

【干预建议】 1. 维 D_2 磷葡钙片改用单一成分的钙补充剂，如乳酸钙颗粒。

2. 不建议使用小儿盐酸赖氨酸颗粒。

案例8

【处方描述】

性别：男　年龄：10个月　体重：8.15kg　过敏史：牛奶过敏

临床诊断：维生素D缺乏病，饮食性钙缺乏，牛奶过敏反应

处方内容：

维生素D滴剂	800IU, po, qd
醒脾养儿颗粒	2g, po, bid
乳酸钙颗粒	0.5g, po, qd

【处方问题】　无适应证用药（醒脾养儿颗粒）。

【处方分析】　1. 维生素D缺乏可能会同时导致钙缺乏，因此往往需要同时补充钙。患儿对牛奶有过敏反应，一般是不耐受牛奶中的蛋白或乳糖，因此处方中选用乳酸钙是合理的。

2. 血清25-羟维生素D_3（25-OH-VitD$_3$）水平检测已被公认为反映维生素D状态的最合理指标。目前国内外专家共识认为：血清25-OH-VitD$_3$<20μg/L（50nmol/L）为维生素D缺乏。患儿10个月，根据《维生素D及其类似物临床应用共识》，对0~1岁维生素D缺乏的婴幼儿，建议用维生素D_2或D_3 2000IU/d或50000IU/w，用6周以使血清25-OH-VitD$_3$水平达30μg/L（75nmol/L）以上，继而以400~1000IU/d维持。处方中维生素D用量800IU/d作为治疗维持量是合理的。

3. 患儿临床诊断为维生素D缺乏病、饮食性钙缺乏、牛奶过敏反应，醒脾养儿颗粒用于醒脾开胃、养血安神，在此处方中属于无适应证用药。

【干预建议】　不建议使用醒脾养儿颗粒。

 案例9

【处方描述】

性别：女　年龄：5岁　体重：18.5kg

临床诊断：维生素D缺乏病

处方内容：

维生素D滴剂	800IU, po, qd
碳酸钙D_3颗粒	1.5g, po, qd

【处方问题】　重复给药（维生素D滴剂、碳酸钙D_3颗粒）。

【处方分析】　1. 血清25-羟维生素D_3（25-OH-VitD$_3$）水平检测已被公认为反映维生素D状态的最合理指标。目前国内外专家共识认为：血清25-OH-

VitD$_3$ < 20μg/L（50nmol/L）为维生素 D 缺乏。患儿 5 岁，根据《维生素 D 及其类似物临床应用共识》，对 1～18 岁的维生素 D 缺乏儿童和青少年，建议用维生素 D$_2$ 或 D$_3$ 2000IU/d 或 50000IU/w，用 6 周以使血清 25 - OH - VitD$_3$ 水平达 30μg/L（75nmol/L）以上，继而以 600～1000IU/d 维持。处方中维生素 D 用量 800IU/d 作为治疗维持量是合理的。

2. 维生素 D 缺乏可能会同时导致钙缺乏，因此处方中可以同时使用钙补充剂。但是该处方中使用的碳酸钙 D$_3$ 颗粒为复方制剂，每袋含碳酸钙 0.75g（相当于钙 300mg），维生素 D$_3$ 100IU，与维生素 D 滴剂成分重复，不利于维生素 D 用量的计算和调整。

【干预建议】　碳酸钙 D$_3$ 颗粒改用单一成分的钙补充剂，如乳酸钙颗粒。

 案例 10

【处方描述】

性别：女　年龄：7 岁　体重：19.6kg

临床诊断：维生素 D 缺乏病

处方内容：

维生素 D 滴剂	400IU，po，qd
五维赖氨酸颗粒	5g，po，qd
碳酸钙 D$_3$ 颗粒	1.5g，po，qd

【处方问题】　1. 用量不适宜（维生素 D 滴剂）。

2. 无适应证用药（五维赖氨酸颗粒）。

3. 重复给药（维生素 D 滴剂、碳酸钙 D$_3$ 颗粒）。

【处方分析】　1. 患儿 7 岁，根据《维生素 D 及其类似物临床应用共识》，对 1～18 岁的维生素 D 缺乏儿童和青少年，建议用维生素 D$_2$ 或 D$_3$ 2000IU/d 或 50000IU/w，用 6 周以使血清 25 - OH - VitD$_3$ 水平达 30μg/L（75nmol/L）以上，继而以 600～1000IU/d 维持。处方中维生素 D 用量 400IU/d 只是预防维持量，作为治疗维生素 D 缺乏病来说用量不足。

2. 患儿临床诊断为维生素 D 缺乏病，五维赖氨酸颗粒用于促进小儿、儿童正常发育及年老体弱者的营养补充，在此处方中属于无适应证用药。

3. 维生素 D 缺乏可能会同时导致钙缺乏。处方中使用的碳酸钙 D$_3$ 颗粒为复方制剂，每袋含碳酸钙 0.75g（相当于钙 300mg），维生素 D$_3$ 100IU。因该药中也含有维生素 D，与维生素 D 滴剂成分重复，不利于维生素 D 用量的计算和调整。

【干预建议】　1. 维生素 D 滴剂用量改为 800IU/d。

2. 不建议使用五维赖氨酸颗粒。

3. 碳酸钙 D_3 颗粒改用单一成分的钙补充剂，如乳酸钙颗粒。

二、佝偻病

（一）疾病简介

佝偻病是指新形成的骨基质不能正常矿化的一种代谢性骨病。发生在婴幼儿和儿童骨骺生长板闭合以前者，称为佝偻病；发生在成人骨骺生长板闭合以后者，称为骨软化症。

（二）指南推荐的治疗方案

1. 维生素 D 摄入富含维生素 D 的食物，增加日照，补充适量维生素 D 制剂等。维生素 D 缺乏的预防剂量依年龄而定，一般为 400 ~ 800IU/d。治疗佝偻病则每日口服维生素 D 2 000 ~ 4 000IU，待病情明显好转后可减为预防量。不能口服者或严重患者可肌内注射（20 万 ~ 30 万）IU，3 个月后改预防量。必须注意在口服或肌内注射大剂量维生素 D 前和治疗中，补充钙剂 800 ~ 1 000mg/d，并定期监测血钙、磷和碱性磷酸酶水平，注意随时调整钙剂和维生素 D 用量。如病情不见恢复，应与抗维生素 D 佝偻病相鉴别。

2. 钙剂 婴儿 0 ~ 1 岁，母乳喂养可摄入钙 225mg/d，适宜摄入量为 400mg/d，人工喂养往往食物含钙更低，更应补钙使适宜摄入量达 400mg/d。儿童 1 ~ 3 岁、4 ~ 6 岁、≥7 岁的适宜摄入量分别为 600mg/d、800mg/d、800mg/d。如能早、晚各喝牛奶 250ml（含钙 300mg×2），加上其他食物含钙，可达适宜摄入量。青少年 11 ~ 14 岁，适宜摄入量为 1 000mg/d，应补钙剂（按钙元素量）使之达到适宜摄入量。

3. 其他营养素 骨软化症（或佝偻病）患者往往同时伴有营养不良症及各种维生素缺乏症，可视需要，补充足够蛋白质及多种维生素等。

4. 其他治疗 积极治疗原发病。肿瘤所致者，尽早摘除肿瘤；高氟摄入者应隔离氟源并行驱氟治疗；药物引起者应停用相应药物；低磷抗维生素 D 软骨病或佝偻病，除补充活性维生素 D 和钙剂外，还应口服中性磷酸盐制剂。肾小管酸中毒者，需要给机体提供足够的 HCO_3^- 对抗过多的 H^+，纠正酸中毒。可予以 $NaHCO_3$，或者 Shohl 合剂，有严重骨骼畸形者在病情控制的前提下可考虑行矫形手术治疗。

（三）处方审核案例分析

 案例1

【处方描述】

性别：男 年龄：6 岁 体重：33kg

临床诊断：维生素D缺乏病

处方内容：

维生素D滴剂　　　　　　　400IU，po，qd

维D_2磷葡钙片　　　　　　2片，po，qd

【处方问题】 1. 用量不适宜（维生素D滴剂）。

2. 重复给药（维D_2磷葡钙片）。

【处方分析】 1. 根据《全球共识建议：营养性佝偻病的预防和管理（2016年)》，推荐维生素D 2000IU/d为佝偻病的最小治疗剂量。根据《维生素D及其类似物临床应用共识》，对1~18岁的维生素D缺乏儿童和青少年，建议用维生素D_2或D_3 2000IU/d或50000IU/w，使血清25-OH-$VitD_3$水平达30μg/L（75nmol/L）以上，继而以600~1000IU/d维持。因此，处方中维生素D滴剂用量不足。

2. 根据《全球共识建议：营养性佝偻病的预防和管理（2016年)》，营养性佝偻病儿童和青少年膳食维生素D和钙往往都很低。因此，联合应用维生素D和钙更为合理。钙元素推荐量为500mg/d。该处方中使用的维D_2磷葡钙片为复方制剂，每片含葡萄糖酸钙0.197g、磷酸氢钙0.139g、维生素D_2 100IU，与维生素D滴剂成分重复，不利于维生素D用量的计算和调整。

【干预建议】 1. 初始治疗建议维生素D滴剂用量改为2000IU/d；如为维持治疗，建议维生素D滴剂用量为800IU/d，可监测血钙以及尿钙排出量，以便调整维生素D剂量。

2. 建议将维D_2磷葡钙片改用单一成分的钙补充剂，如乳酸钙颗粒。

 案例2

【处方描述】

性别：男　年龄：1岁4个月　体重：9.15kg

临床诊断：佝偻病

处方内容：

维生素D滴剂　　　　　　　2000IU，po，qd

乳酸钙颗粒　　　　　　　　0.5g，po，qd

【处方问题】 用量不适宜（乳酸钙颗粒）。

【处方分析】 1. 根据《全球共识建议：营养性佝偻病的预防和管理（2016年)》，营养性佝偻病儿童和青少年膳食维生素D和钙往往都很低。维生素D和钙联合治疗的效果高于单独应用维生素D治疗。因此，本处方选药是合理的。

2. 根据《全球共识建议：营养性佝偻病的预防和管理（2016年)》，佝偻病补钙推荐量为500mg/d，疗程至少3个月。乳酸钙颗粒每袋0.5g，含钙165mg。

该处方中钙用量不足。

【干预建议】 建议乳酸钙颗粒用量改为每次 0.5g, tid。

案例 3

【处方描述】

性别：男　年龄：6 个月　体重：8.2kg

临床诊断：佝偻病，铁缺乏症

处方内容：

维生素 D 滴剂	2000IU, po, qd
乳酸钙颗粒	0.5g, po, tid
生血宁片	0.25g, po, tid

【处方问题】 1. 药品剂型不适宜（生血宁片）。

2. 遴选的药品不适宜（生血宁片）

【处方分析】 1. 佝偻病儿童膳食维生素 D 和钙往往都很低，联合应用维生素 D 和钙治疗效果更佳。因此处方中维生素 D 滴剂和乳酸钙的用法用量均合理。

2. 患儿诊断为铁缺乏症，有使用铁补充剂指征，处方中选用的生血宁片虽然可用于缺铁性贫血，但中成药疗效及安全性未经循证医学验证，对于婴幼儿应首选疗效确切，剂量、剂型适宜的药物。

【干预建议】 建议将生血宁片改用适合幼儿使用的铁补充剂。

案例 4

【处方描述】

性别：男　年龄：5 岁　体重：23.1kg

临床诊断：假性维生素 D 缺乏性佝偻病 I 型

处方内容：

维 D_2 磷葡钙片	2 片, po, tid
维生素 D 滴剂	2000IU, po, qd

【处方问题】 遴选药品不适宜（维生素 D 滴剂）。

【处方分析】 根据《维生素 D 及其类似物临床应用共识》，假性维生素 D 缺乏性佝偻病 I 型亦称维生素 D 依赖性佝偻病 I 型，为常染色体隐性遗传疾病。该类患儿需使用活性维生素 D 及其类似物，推荐使用阿法骨化醇 0.5～1.5μg/d 或骨化三醇 0.5～1.0μg/d，并补充适量钙剂。因此，本处方选用维生素 D 滴剂不适宜。

【干预建议】 建议将维生素 D 滴剂改用为阿法骨化醇软胶囊，1μg/d。

案例 5

【处方描述】

性别：男　年龄：6个月　体重：9kg

临床诊断：佝偻病

处方内容：

维 D_2 磷葡钙片	1 片，po，tid
维生素 D 滴剂	2000IU，po，qd

【处方问题】　1. 重复给药（维 D_2 磷葡钙片）。

2. 药品剂型不适宜（维 D_2 磷葡钙片）。

【处方分析】　1. 根据《全球共识建议：营养性佝偻病的预防和管理（2016年)》，营养性佝偻病儿童和青少年膳食维生素 D 和钙往往都很低。因此，联合应用维生素 D 和钙更为合理。维生素 D 和钙联合治疗的效果高于单独应用维生素 D 治疗。该处方中使用的维 D_2 磷葡钙片为复方制剂，每片含葡萄糖酸钙 0.197g、磷酸氢钙 0.139g、维生素 D_2 100IU，与维生素 D 滴剂成分重复，不利于维生素 D 用量的计算和调整。

2. 钙片的剂型不适合6个月幼儿使用，应选用适合该月龄患儿使用的剂型。

【干预建议】　建议将维 D_2 磷葡钙片改用为乳酸钙颗粒或葡萄糖酸钙口服溶液。

 案例 6

【处方描述】

性别：男　年龄：3岁9个月　体重：16.4kg

临床诊断：佝偻病

处方内容：

维生素 AD 滴剂（A 1800IU：D 600IU）	4 粒，po，qd
乳酸钙颗粒	0.5g，po，tid

【处方问题】　遴选的药品不适宜（维生素 AD 滴剂）。

【处方分析】　根据《全球共识建议：营养性佝偻病的预防和管理（2016年)》，推荐维生素 D 2000IU/d 为最小治疗剂量。该处方中选用了维生素 AD 滴剂，维生素 A 成分不是必需的，而且当维生素 D 用量达到治疗量时，会造成维生素 A 过量，因此该处方不应选用维生素 AD 滴剂作为维生素 D 的补充。

【干预建议】　建议将维生素 AD 滴剂改用维生素 D 滴剂，2000IU/d。

案例7

【处方描述】

性别：男　年龄：1岁4个月　体重：12.3kg

临床诊断：营养性消瘦佝偻病

处方内容：

　　赖氨葡锌颗粒（5mg）　　　　　　　1袋，po，bid

　　维生素D滴剂（400IU）　　　　　　　1粒，po，bid

【处方问题】　剂量不适宜（维生素D滴剂）。

【处方分析】　1.《"营养性佝偻病防治全球共识"解读》中指出营养性佝偻病儿童和青少年膳食维生素D和钙往往都很低，因此联合应用维生素D和钙更为合理，维生素D和钙联合治疗的效果高于单独应用维生素D治疗。《维生素D缺乏及维生素D缺乏性佝偻病防治建议》中指出维生素D缺乏性佝偻病在补充维生素D的同时，给予适量钙剂，对改善症状、促进骨骼发育是有益的。因此，建议适量增加钙剂的补充。

2. 根据《"营养性佝偻病防治全球共识"解读》，推荐维生素D 2000IU/d为最小治疗剂量，因此处方中维生素D用量不足，建议提高剂量。

【干预建议】　1. 建议适量增加钙剂。

2. 建议维生素D滴剂用量改为2000IU/d。

案例8

【处方描述】

性别：女　年龄：3岁11个月　体重：13.6kg

临床诊断：营养性消瘦佝偻病

处方内容：

　　维生素AD滴剂　　　　　　　1粒，po，qd

　　碳酸钙D_3颗粒　　　　　　　0.75g，po，qd

　　维生素D滴剂　　　　　　　1粒，po，qd

【处方问题】　重复用药。

【处方分析】　1. 维生素AD滴剂中每粒含维生素A 2000IU，维生素D_2 700IU；维生素D滴剂每粒含维生素D 400IU；碳酸钙D_3颗粒每袋（0.75g）中含100IU维生素D。三种药物均含有维生素D，同时开具属于重复用药。

2.《维生素D缺乏及维生素D缺乏性佝偻病防治建议》中指出，佝偻病活动期口服维生素D 2000～4000IU/d，连服一个月后，改为400～800IU/d，但因相关建议及共识中未推荐维生素 A 的使用，因此需要注意维生素 A 是否过量摄入，如条件允许建议选用单方维生素 D 制剂。维生素 D 滴剂为每粒 400IU，可作为维持期的使用。

3. 碳酸钙 D_3 颗粒中也含维生素 D，建议使用单方钙制剂，此外维生素 D 可促进钙吸收，需定时监测防止高钙血症的出现。

【干预建议】　1. 建议选用单方维生素 D 制剂。

2. 建议将碳酸钙 D_3 颗粒调整成不含维生素 D 的单方钙制剂。

 案例 9

【处方描述】

性别：男　年龄：5 岁　体重：15.3kg

临床诊断：佝偻病；低体重儿

处方内容：

碳酸钙 D_3 颗粒	1.5g，po，qd
维生素 D 滴剂	1.5 粒，po，qd

【处方问题】　1. 重复用药（碳酸钙 D_3 颗粒、维生素 D 滴剂）。

2. 用量不适宜（碳酸钙 D_3 颗粒）。

【处方分析】　1. 碳酸钙 D_3 颗粒中含维生素 D，同时开具维生素 D 滴剂属重复用药。《维生素 D 缺乏及维生素 D 缺乏性佝偻病防治建议》中指出维生素 D 缺乏性佝偻病在补充维生素 D 的同时，给予适量钙剂，对改善症状、促进骨骼发育是有益的。因此，建议适量增加钙剂的补充，为避免重复用药，可选用不含维生素 D 的钙制剂。

2. 碳酸钙 D_3 颗粒每袋含 0.75g 碳酸钙及 100IU 维生素 D，说明书用法用量为每次 1 袋，每日一次，处方中 1.5g 单次使用量超出说明书剂量。

【干预建议】　将碳酸钙 D_3 颗粒更换成不含维生素 D_3 的单方钙制剂。

 案例 10

【处方描述】

性别：男　年龄：1 岁 8 个月　体重：11.1kg

临床诊断：饮食性钙缺乏佝偻病

处方内容：

碳酸钙 D_3 颗粒	0.75g，po，qd
脾氨肽口服冻干粉	2mg，po，qd

维生素 D 滴剂	1 粒, po, qd
复合凝乳酶胶囊	0.5 粒, po, tid
杞枣口服液	10ml, po, bid

【处方问题】 1. 重复用药（碳酸钙 D_3 颗粒、维生素 D 滴剂）。

2. 无适应证用药（脾氨肽口服冻干粉、复合凝乳酶胶囊、杞枣口服液）。

【处方分析】 1. 维生素 D 滴剂及碳酸钙 D_3 颗粒中均含有维生素 D，属于重复用药。《维生素 D 缺乏及维生素 D 缺乏性佝偻病防治建议》中指出，维生素 D 缺乏性佝偻病在补充维生素 D 的同时，给予适量钙剂，对改善症状、促进骨骼发育是有益的。为避免重复用药，可选用不含维生素 D 的钙制剂与维生素 D 滴剂合用。

2. 复合凝乳酶胶囊适应证为慢性胃炎、婴儿消化不良和腹泻等，脾氨肽口服冻干粉为免疫体调节剂，杞枣口服液适应证为补肾健脾、益气养血。该处方的诊断未能体现这些适应证，因此属于无适应证用药。

【干预建议】 1. 建议将碳酸钙 D_3 颗粒换成不含维生素 D_3 的单方钙制剂。

2. 不建议使用脾氨肽口服冻干粉、复合凝乳酶胶囊、杞枣口服液；或补充诊断。

三、缺铁性贫血

（一）疾病简介

缺铁性贫血（iron deficiency anemia，IDA）是一种全球范围的常见病，是指体内储存铁缺乏造成血红蛋白合成障碍，导致的临床以小细胞低色素性贫血为主要特征的疾病。任何年龄和各种经济状况的人群中均有发病，但更多见于育龄妇女、婴幼儿及贫穷人群中。

1. 病因 正常情况下人体铁吸收与排泄保持动态平衡，一般不会引起缺铁，只有当需要量增加、摄入不足及慢性失血等情况下造成缺铁性贫血。

（1）先天储铁不足 胎儿期最后 3 个月从母体获得铁最多。早产、双胎或多胎、低体重、母患严重缺铁性贫血均可使胎儿储铁减少。

（2）铁投入不足 膳食中铁含量过低是导致婴幼儿铁缺乏的主要原因。长期单纯牛乳喂养可致缺铁。

（3）需要量增加 婴儿期与青春期是人体的快速生长期，需铁量增加，如不注意补充铁，易致缺铁。

（4）铁吸收障碍 食物搭配不合理可致铁吸收减少。如谷物、茶叶等食物中的磷酸盐、植酸影响铁剂的吸收。某些金属（如钙、镁）、碳酸钙、硫酸镁、

H_2受体抑制药等抑制铁的吸收。吸收不良综合征、持续严重的腹泻、胃部切除术后、非炎症性肠道疾病也使铁的吸收下降。

（5）铁丢失过多　妇女在月经、妊娠及哺乳期丢失铁较多。年长儿慢性出血也可致缺铁。出血多见于各种原因引起的胃肠道失血（如肿瘤、钩虫病、消化道溃疡、胃炎等），其次是鼻出血和咯血。肺含铁血黄素沉着症也可导致缺铁性贫血，常易误诊或漏诊。

2. 临床表现

（1）一般表现　皮肤黏膜苍白、头晕、心悸、耳鸣、眩晕、易疲劳等。

（2）其他表现　食欲缺乏、烦躁、易激惹。长期缺铁可有舌炎、口角炎、吞咽困难、舌乳头萎缩，严重者恶心、厌食，少数患者有异食癖，嗜食泥土、纸张、淀粉、冰块等。缺铁也可致免疫功能低下，易发生反复呼吸道感染。

（3）体格检查　面色苍白，中度以上贫血表现为唇色及甲床苍白，心率增快。个别可出现蓝巩膜。毛发干枯；指（趾）甲扁平，薄脆易断，重症呈匙状甲。婴幼儿因髓外造血可出现肝脾大。

（二）治疗

治疗原则为去除病因，补充铁剂。

1. 病因治疗　尽可能去除导致缺铁的病因，饮食不当者给予合理饮食，纠正偏食、挑食习惯。对隐性失血者明确原发病，给予相应治疗。

2. 补铁治疗　补铁有两个目的：一是提供合成血红蛋白的原料，使血红蛋白恢复到正常水平；二是补充机体储铁池中的储存铁，纠正铁缺乏。

（1）口服铁剂　应用硫酸亚铁制剂口服，按元素铁计算用量，儿童每次$1.5 \sim 2.0 mg/kg$，每天$2 \sim 3$次。最好在两餐之间服用，以减少对胃肠道的刺激，利于吸收。可同时服用维生素C，每天$0.1 \sim 0.3 g$。服铁剂期间避免与浓茶、钙剂、镁盐等同服。既往认为补铁至血红蛋白正常后$6 \sim 8$周才停药，以补充体内储存铁。现多主张个体化补铁治疗，可检测各项铁检测指标，综合判断储存铁是否补足，以指导停药。另外，国内外研究显示，每3天或每周补铁1次疗效优于每日补铁。因此，对于口服依从性差的患儿可试用间断补铁疗法。

（2）注射铁剂　现不常用，仅用于口服铁剂吸收不良、不能耐受其不良反应、严重胃肠病变影响铁吸收者。常用制剂有右旋糖酐铁和山梨醇枸橼酸铁复合物，均含元素铁（$50 mg/ml$），用于深部肌内注射，前者还可缓慢静脉注射。总用量为铁总量（mg）=（正常Hb值－患者Hb值）（g/L）×体重（kg）×0.408。分次分部位注射，儿童每次最大量不超过100mg。需注意局部注射有疼痛、过敏等不良反应。

（三）处方审核案例分析

 案例 1

【处方描述】

性别：男 年龄：8 岁 体重：24.5kg

临床诊断：缺铁性贫血，维生素 B 缺乏病，饮食性钙缺乏

处方内容：

复方硫酸亚铁颗粒	50mg，po，tid
五维赖氨酸颗粒	5g，po，bid
维生素 D 滴剂	1 粒，po，qd
碳酸钙 D_3 颗粒	3g，po，bid

【处方问题】 1. 重复用药（维生素 D 滴剂、碳酸钙 D_3 颗粒）。

2. 药品剂量不适宜（碳酸钙 D_3 颗粒）。

【处方分析】 1. 维生素 D 滴剂每粒含维生素 D_3 400IU。碳酸钙 D_3 颗粒为复方制剂，每袋含碳酸钙 1.25g（相当于钙 500mg），维生素 D_3 200IU。两者均含有维生素 D_3，属于重复用药。

2. 碳酸钙 D_3 颗粒儿童用法用量为 1 次半袋（1.5g），一日 1~2 次。本处方剂量过大。

【干预建议】 1. 不需要开具维生素 D 滴剂的医嘱。

2. 碳酸钙 D_3 颗粒儿童用法、用量改为 1 次半袋，一日 2 次。

 案例 2

【处方描述】

性别：男 年龄：6 个月 体重：9.15kg

临床诊断：贫血

处方内容：

乳酸钙颗粒	0.5g，po，qd
维生素 D 滴剂	2 粒，po，qd
生血宁片	0.25g，po，tid

【处方问题】 1. 无适应证用药（乳酸钙颗粒、维生素 D 滴剂）。

2. 用药遴选不适宜。

【处方分析】 1. 乳酸钙颗粒和维生素 D 滴剂用于预防和治疗钙、维生素 D 缺乏引起的疾病。患者诊断中未见相关描述。

2. 生血宁片成分为蚕沙提取物，有益气补血的作用，可用于缺铁性贫血属气血两虚者。该药为中成药为片剂，不适合婴儿服用。属于用药剂型不适宜。

【干预建议】 1. 如有需要，补充钙、维生素D缺乏引起的相关疾病诊断。

2. 根据《儿童缺铁和缺铁性贫血防治建议》，对于缺铁性贫血的婴儿和儿童，建议选用含亚铁的颗粒剂或溶液剂，每日补充 2～6mg/kg 元素铁，分 2～3 次餐间服用。

 案例3

【处方描述】

性别：男 年龄：1岁5个月 体重：9kg

临床诊断：贫血；牛奶过敏反应；生长发育迟缓

处方内容：

乳酸钙颗粒	0.5g，po，qd
鱼肝油软膏	1g，外用，bid
赖氨葡锌颗粒	1袋，po，bid
维生素AD滴剂	1粒，po，qd

【处方问题】 1. 无适应证用药（鱼肝油软膏）。

2. 存在药物相互作用（赖氨葡锌颗粒，乳酪钙颗粒）。

【处方分析】 1. 鱼肝油软膏为皮肤科用药类非处方药。处方中未见皮肤相关疾病诊断。属于无适应证用药。

2. 赖氨葡锌颗粒为复方制剂，每包含赖氨酸125mg，葡萄糖酸锌35mg（相当于锌5mg），说明书中指出与钙盐不可同用。与乳酸钙颗粒存在相互作用。

【干预建议】 1. 如有需要，补充皮肤科相关疾病诊断。

2. 乳酸钙颗粒与赖氨葡锌颗粒须分开服用并注明时间。如赖氨葡锌颗粒早晚服用，乳酸钙颗粒午间服用。

 案例4

【处方描述】

性别：女 年龄：10个月 体重：10kg

临床诊断：贫血

处方内容：

蛋白琥珀酸铁口服溶液	5ml，po，qd
脾氨肽口服冻干粉	2mg，po，qd

赖氨肌醇维 B_{12} 口服溶液   2.5ml，po，bid

【处方问题】 1. 无适应证用药（脾氨肽口服冻干粉，赖氨肌醇维 B_{12} 口服溶液）。

2. 药物用法用量不适宜（蛋白琥珀酸铁口服溶液）。

【处方分析】 1. 脾氨肽口服冻干粉为免疫体调节剂。用于治疗细胞免疫功能低下、免疫缺陷和自身免疫功能紊乱性疾病（反复呼吸道感染、支气管炎、肺炎、哮喘、重症带状疱疹及牛皮癣等），处方中未见相关诊断描述。属于无适应证用药。

3. 蛋白琥珀酸铁口服溶液儿童用法用量为：每天按体重 1.5ml/kg（相当于每天三价铁 4mg/kg 体重），分两次于餐前口服。处方中用量过小。

2. 赖氨肌醇维 B_{12} 口服溶液为复方制剂，其组分为每 5ml 内含盐酸赖氨酸 300mg，维生素 B_{12} 15mg，肌醇 50mg。用于赖氨酸缺乏引起的食欲不振及生长发育不良等。适应证与临床诊断不符。属于无适应证用药。

【干预建议】 1. 对该患儿不使用脾氨肽口服冻干粉和赖氨肌醇维 B_{12} 口服溶液治疗。如有需要，补充相关诊断。

2. 蛋白琥珀酸铁口服溶液用法用量改为每日 2 次，每次 7.5ml，餐前服用。

案例 5

【处方描述】

性别：男   年龄：2 岁 1 个月   体重：13kg

临床诊断：贫血

处方内容：

蛋白琥珀酸铁口服溶液   7.5ml，po，qd

生血宝合剂   5ml，po，qd

【处方问题】 药品用法用量不适宜。

【处方分析】 1. 蛋白琥珀酸铁口服溶液儿童用法用量为：每天按体重 1.5ml/kg（相当于每天三价铁 4mg/kg 体重），分两次于餐前口服。处方中用量过小。

2. 生血宝合剂为中成药制剂，说明书未标示儿童剂量。成人用法用量为：口服。一次 15ml，一日 3 次。用时摇匀。根据《中成药临床应用指导原则（2010版）》，中成药药品说明书中如果没有儿童剂量，3 岁以下给予成人量的 1/4，应开具每天 11ml。处方中用药量过小。

【干预建议】 1. 蛋白琥珀酸铁口服溶液用法用量改为每日 2 次，每次 10ml，餐前服用。

2. 生血宝合剂用法用量改为每日 3 次口服，每次 4ml。

案例6

【处方描述】

性别：女　年龄：1岁7个月　体重：11 kg

临床诊断：贫血

处方内容：

虚汗停颗粒	5g，po，bid
小儿盐酸赖氨酸颗粒	1g，po，tid
维生素 D 滴剂	1 粒，po，qd

【处方问题】　无适应证用药。

【处方分析】　1. 虚汗停颗粒功能主治为益气养阴，固表敛汗。用于气阴不足之自汗、盗汗及小儿盗汗。未见贫血适应证。

2. 小儿盐酸赖氨酸颗粒中赖氨酸能提高血－脑屏障通透性，有助于药物进入脑细胞，是治疗脑病的辅助药物。临床上用于赖氨酸缺乏引起的小儿食欲不振、营养不良及脑发育不全等。未见贫血适应证。

3. 维生素 D 滴剂用于预防和治疗钙、维生素 D 缺乏引起的疾病。患者诊断中未见相关描述。

【干预建议】　本处方所用药物与诊断均不相符，不应使用。如有需要，建议补充相关诊断。

 案例7

【处方描述】

性别：女　年龄：7个月　体重：7.45kg

临床诊断：贫血

处方内容：

赖氨肌醇维 B_{12} 口服溶液	2.5ml，po，tid
乳酸钙颗粒	0.5g，po，qd

【处方问题】　1. 无适应证用药。

2. 药品遴选不适合。

【处方分析】　1. 赖氨肌醇维 B_{12} 口服溶液为复方制剂，其组分为每5ml 内含盐酸赖氨酸300mg，维生素 B_{12} 15μg，肌醇50mg。用于赖氨酸缺乏引起的食欲不振及生长发育不良等。适应证与临床诊断不符。其维生素 B_{12} 含量很低，也不足以治疗维生素 B_{12} 缺乏引起的巨幼细胞贫血。

2. 乳酸钙颗粒、用于预防和治疗钙缺乏引起的疾病。患者诊断中未见相关描述。

【干预建议】 1. 查明贫血的病因，对因治疗。若为缺铁性贫血，可按每日剂量1mg/kg元素铁补铁。未采用母乳喂养、母乳喂养后改为混合部分母乳喂养或不能母乳喂养的人工喂养婴儿，应采用铁强化配方乳，并及时添加富含铁的食物。1岁以内应尽量避免单纯牛乳喂养。

2. 本处方所用药物与诊断均不相符，不应使用。如有需要，建议补充相关诊断。

 案例8

【处方描述】

性别：男　年龄：8个月　体重：8kg

临床诊断：贫血

处方内容：

蛋白琥珀酸铁口服溶液	6ml，po，bid
葡萄糖酸钙锌口服溶液	10ml，po，bid
五维赖氨酸颗粒	5g，po，qd
维生素D滴剂	1粒，po，qd

【处方问题】 1. 无适应证用药。

2. 药品用法用量不适宜。

【处方分析】 1. 葡萄糖酸钙锌口服溶液为复方制剂，每10ml含葡萄糖酸钙600mg（相当于钙54mg）、含葡萄糖酸锌30mg（相当于锌4.3mg）、盐酸赖氨酸100mg。用于治疗因缺钙、锌引起的小儿生长发育迟缓，食欲缺乏，厌食症，复发性口腔溃疡等疾病。处方中未见相关诊断。该药说明书中婴幼儿用量为1日5~10ml，饭后服。该处方用量过大。

2. 五维赖氨酸颗粒为复方制剂，每包5g，每克含盐酸赖氨酸50mg、维生素B_1 1.2mg、维生素B_2 0.15mg、维生素B_6 0.075mg、烟酰胺2.4mg、泛酸钙0.15mg。可用于促进小儿、儿童正常发育的营养补充。无治疗贫血的适应证。

3. 维生素D滴剂用于预防和治疗钙、维生素D缺乏引起的疾病。患者诊断中未见相关描述。

【干预建议】 1. 查明贫血的病因，对因治疗。若为缺铁性贫血，可按每日剂量1mg/kg元素铁补铁。未采用母乳喂养、母乳喂养后改为混合部分母乳喂养或不能母乳喂养的人工喂养婴儿，应采用铁强化配方乳，并及时添加富含铁的食物。1岁以内应尽量避免单纯牛乳喂养。

2. 如有需要，应补充小儿发育迟缓或营养不良方面的诊断，否则不应该使用葡萄糖酸钙锌口服溶液、五维赖氨酸颗粒、维生素 D 滴剂治疗该患儿。

3. 葡萄糖酸钙锌口服溶液用法用量应改为每日 2 次，每次 5ml，餐后服用。

四、钙缺乏症

（一）疾病简介

钙是人体内含量最丰富的矿物元素，足量钙对维持儿童、青少年正常的骨矿物含量、骨密度，达到高骨量峰值，减少骨折风险至关重要。此外，钙离子还参与人体内多种生理功能，如血液凝固，维持心脏、肌肉、神经正常兴奋性，信号传导以及膜的通透性等。人体钙缺乏增加各种慢性代谢性疾病的风险，如骨质疏松症、高血压、肿瘤、糖尿病等。

（二）指南推荐的治疗方案

调整膳食，增加膳食钙的摄入。积极查找导致钙缺乏的高危因素及基础疾病，并采取有效干预措施。钙补充剂量以补足食物摄入不足部分为宜。只有在无法从食物中摄入足量钙时，才适量使用钙补充剂。儿童钙缺乏并伴有维生素 D 缺乏高危因素时，应同时补充维生素 D。此外，儿童钙缺乏还常与其他微量营养素，如镁、磷、维生素 A、维生素 C、维生素 K 缺乏等并存，在补充钙的同时应注意补充其他相关微量营养素。

（三）处方审核案例分析

 案例 1

【处方描述】

性别：女 年龄：2 岁 6 个月 体重：13.25kg

临床诊断：饮食性钙缺乏；维生素 D 缺乏病；多汗症

处方内容：

维生素 D 滴剂	2 粒，po，qd	
乳酸钙颗粒	0.5g，po，qd	
虚汗停颗粒	5g，po，qd	

【处方问题】 1. 遴选的药品不适宜（虚汗停颗粒）。

2. 适应证不适宜（虚汗停颗粒）。

【处方分析】 多汗症，可分为原发性多汗症与继发性多汗症。原发性多汗症的发病机制至今仍尚未明确，有研究推测原发性多汗症的发病可能与中枢神经对正常情绪的异常或过度反应有关。继发性多汗症多与某些疾病或应用特异性药物有关，如甲状腺功能亢进症、糖尿病、结核病、手足口病及应用抗呕吐、抗癫痫药物等。治疗儿童多汗症的中药疗法有很多，如玉屏风散、当归六黄汤、桂枝汤、牡蛎散、针灸法、脐贴法等。虽然中药疗法对多汗症有显著疗效，但没有统一的疗效判定标准。本案例患儿诊断缺钙，未能明确多汗的原因。虚汗停颗粒适用于气阴不足之自汗、盗汗及小儿盗汗，与诊断不符。

虚汗停颗粒为中成药，根据《北京地区基层医疗机构中成药处方点评共识报告（2018 版）》，中医、中医全科、中西医结合类别的医师在开具中成药时，处方诊断应体现中医病证分型。

【干预建议】　建议明确多汗的诊断，再考虑选择对症的药物。增加中医诊断。

 案例 2

【处方描述】

性别：男　年龄：9 个月　体重：10.05kg

临床诊断：饮食性钙缺乏

处方内容：

　　维生素 D 滴剂　　　　　　　1 粒，po，qd

　　乳酸钙颗粒　　　　　　　　0.5g，po，qd

【处方问题】　遴选的药品不适宜（乳酸钙颗粒）。

【处方分析】　根据《中国儿童钙营养专家共识（2019 年版）》，有多种钙剂品种，首先是乳酸钙、葡萄糖酸钙等制剂，其特点是钙含量较低、吸收较差；其次有活性钙制剂，如牡蛎碳酸钙咀嚼片等，其特点是碱性较大，服用时需大量饮水，且大多含有超标的砷、铅、镉等有害元素；其次为超微粉化碳酸钙制剂和氨基酸钙制剂，如碳酸钙 D_3、氨基酸螯合钙等，其特点是溶解性、吸收度好、生物利用度高等，对胃肠刺激性小。本案例患儿年龄 9 个月，可选择碳酸钙 D_3 等第三类钙剂。

【干预建议】　建议更换碳酸钙 D_3 等第三类钙剂。

 案例 3

【处方描述】

性别：女　年龄：3 岁　体重：12.9kg

临床诊断：饮食性钙缺乏

处方内容：

　　维生素 D 滴剂　　　　　　　1 粒，po，qd

维 D_2 磷葡钙片	2片，po，qd
小儿盐酸赖氨酸颗粒	2g，po，qd

【处方问题】　重复用药（维生素 D 滴剂与维 D_2 磷葡钙片）。

【处方分析】　维生素 D_2 和维生素 D_3 的作用相同。维生素 D_2 在体内经过转化成维生素 D_3。维生素 D 滴剂，每粒含维生素 D_3 400IU。维 D_2 磷葡钙片，每片含维生素 D_2 100IU。本案例诊断为钙缺乏，未明确维生素 D 缺乏，说明维生素 D 主要是辅助钙剂吸收。所以同时使用维生素 D_2 和维生素 D_3 属于重复给药。

【干预建议】　建议停用维生素 D 滴剂。同时多晒太阳，补充内源性维生素 D。

 案例4

【处方描述】

性别：女　年龄：1岁7个月　体重：12.05kg

临床诊断：饮食性钙缺乏

处方内容：

维生素 D 滴剂	1粒，po，qd
乳酸钙颗粒	0.5g，po，qd
健胃消食口服液	10ml，po，bid

【处方问题】　无适应证用药（健胃消食口服液）。

【处方分析】　根据《中国儿童钙营养专家共识（2019年版)》，膳食钙摄入未达到相关规定要求也仅表示钙摄入不足，不是生物学意义的钙缺乏。1岁后补钙依据主要基于钙代谢平衡试验。根据我国国情，参照国外经验，由中国营养学会制定适宜摄入量或最低摄入量：我国 1.5～3 岁儿童钙代谢试验结果中，每日摄入 600～700mg 钙。治疗方法，首选膳食补钙，1～3 岁儿童每日奶量不少于600ml，同时补充钙剂。健胃消食口服液适用于脾胃虚弱所致的食积，症见不思饮食、嗳腐酸臭、脘腹胀满、消化不良等，不符合临床诊断。

【干预建议】　建议停用健胃消食口服液。

 案例5

【处方描述】

性别：女　年龄：10个月　体重：8.25kg

临床诊断：饮食性钙缺乏

处方内容：

赖氨葡锌颗粒	1 袋，po，qd
维生素 AD 滴剂	1 粒，po，qd

【处方问题】 遴选的药品不适宜（赖氨葡锌颗粒）。

【处方分析】 根据《中国儿童钙营养专家共识（2019 年版）》，膳食钙摄入未达到相关规定要求也仅表示钙摄入不足，不是生物学意义的钙缺乏。治疗方法，首选膳食补钙，6～12 个月儿童，每日奶量应达 600～800ml，同时补充钙剂。赖氨葡锌颗粒，每包含赖氨酸 125mg，葡萄糖酸锌 35mg（相当于锌 5mg），用于防治小儿及青少年因缺乏赖氨酸和锌而引起的疾病，不符合临床诊断。

【干预建议】 建议停用赖氨葡锌颗粒。儿童补钙应以膳食为基础，必要时加服钙剂，并要经常晒太阳和进行适量运动，以增强钙的吸收和增加体内骨钙含量。

 案例 6

【处方描述】

性别：女　年龄：1 岁 6 个月　体重：10.4kg

临床诊断：饮食性钙缺乏

处方内容：

小儿盐酸赖氨酸颗粒	2g，po，bid
维生素 D 滴剂	2 粒，po，qd

【处方问题】 遴选的药品不适宜（小儿盐酸赖氨酸颗粒）。

【处方分析】 根据《中国儿童钙营养专家共识（2019 年版）》，膳食钙摄入未达到相关规定要求也仅表示钙摄入不足，不是生物学意义的钙缺乏。治疗方法，首选膳食补钙，1～3 岁儿童每日奶量不少于 600ml，同时补充钙剂。小儿盐酸赖氨酸颗粒，临床用于赖氨酸缺乏所致的发育不良、食欲不振、体重减轻、低蛋白血症、牙齿发育不全等，不符合临床诊断。

【干预建议】 建议停用小儿盐酸赖氨酸颗粒。儿童补钙应以膳食为基础，必要时加服钙剂，并要经常晒太阳和进行适量运动，以增强钙的吸收和增加体内骨钙含量。

 案例 7

【处方描述】

性别：男　年龄：1 岁 7 个月　体重：9.5kg

临床诊断：饮食性钙缺乏；营养元素缺乏

处方内容：

脾氨肽口服冻干粉	2mg，po，qod	
赖氨肌醇维 B_{12} 口服溶液	3ml，po，qd	
乳酸钙颗粒	0.5g，po，qd	

【处方问题】　遴选的药品不适宜（脾氨肽口服冻干粉）。

【处方分析】　根据《中国儿童钙营养专家共识（2019 年版）》，膳食钙摄入未达到相关规定要求也仅表示钙摄入不足，不是生物学意义的钙缺乏。治疗方法，首选膳食补钙，1~3 岁儿童每日奶量不少于 600ml，同时补充钙剂。脾氨肽口服冻干粉是免疫调节剂，用于治疗细胞免疫功能低下、免疫缺陷和自身免疫功能紊乱性疾病，与临床诊断不符合。

【干预建议】　建议停用脾氨肽口服冻干粉。儿童补钙应以膳食为基础，必要时加服钙剂，并要经常晒太阳和进行适量运动，以增强钙的吸收和增加体内骨钙含量。

案例 8

【处方描述】

性别：女　年龄：2 岁 4 个月　体重：13kg

临床诊断：食欲缺乏；饮食性钙缺乏

处方内容：

维生素 D 滴剂	1 粒，po，qd	
乳酸钙颗粒	0.5g，po，qd	

【处方问题】　遴选的药品不适宜（乳酸钙颗粒）。

【处方分析】　根据《中国儿童钙营养专家共识（2019 年版）》，有多种钙剂品种，首先是乳酸钙、葡萄糖酸钙等制剂等，其特点是钙含量较低、吸收较差；其次有活性钙制剂，如盖天力、益钙灵、活力钙等，其特点是碱性较大，服用时需大量饮水，且大多含有超标的砷、铅、镉等有害元素；其次为超微粉化碳酸钙制剂和氨基酸钙制剂，如钙尔奇 D、氨基酸螯合钙等，其特点是溶解性、吸收度好，生物利用度高等，对胃肠刺激性小。本案例患儿年龄 2 岁 4 个月，可选择钙尔奇 D 等第三类钙剂。

【干预建议】　建议更换选择钙尔奇 D 等钙剂。儿童补钙应以膳食为基础，必要时加服钙剂，并要经常晒太阳和进行适量运动，以增强钙的吸收和增加体内骨钙含量。

案例 9

【处方描述】

性别：男　年龄：2 岁 9 个月　体重：14.05kg

临床诊断：饮食性锌缺乏；饮食性钙缺乏、铁缺乏

处方内容：

乳酸钙颗粒	0.5g, po, qd
维生素 D 滴剂	1 粒, po, qd
五维赖氨酸颗粒	5g, po, bid
生血宁片	0.5g, po, bid
赖氨葡锌颗粒	1.5 袋, po, qd

【处方问题】　重复用药（五维赖氨酸颗粒与赖氨葡锌颗粒）。

【处方分析】　五维赖氨酸颗粒，每克含盐酸赖氨酸 50mg、维生素 B_1 1.2mg、维生素 B_2 0.15mg、维生素 B_6 0.075mg、烟酰胺 2.4mg、泛酸钙 0.15mg；用于促进小儿、儿童正常发育及年老体弱者的营养补充。赖氨葡锌颗粒，每包含赖氨酸 125mg、葡萄糖酸锌 35mg（相当于锌 5mg）；用于防治小儿及青少年因缺乏赖氨酸和锌而引起的疾病。两种药物均含有赖氨酸，结合本案例中无赖氨酸缺乏的临床诊断，属于重复用药。

【干预建议】　建议停用赖氨葡锌颗粒。

 案例 10

【处方描述】

性别：男　年龄：5 岁　体重：12.4kg

临床诊断：饮食性钙缺乏；营养元素缺乏；矮小症

处方内容：

凝结芽孢杆菌活菌片	350mg, po, bid
五维赖氨酸颗粒	5g, po, bid
维生素 D 滴剂	1 粒, po, qd

【处方问题】　无适应证用药（凝结芽孢杆菌活菌片）。

【处方分析】　根据《中国儿童钙营养专家共识（2019 年版）》，膳食钙摄入未达到相关规定要求也仅表示钙摄入不足，不是生物学意义的钙缺乏。治疗方法首选膳食补钙，学龄前儿童每日奶量为 400～500ml，同时补充钙剂。凝结芽孢杆菌活菌片治疗因肠道菌群失调引起的急慢性腹泻、慢性便秘、腹胀和消化不良等症。与临床诊断不符合。

【干预建议】　建议停用凝结芽孢杆菌活菌片。

五、铅中毒

（一）疾病简介

环境中的铅经消化道、呼吸道与皮肤进入人体，引起神经、血液、免疫等多系统急性或慢性损害。当儿童铅中毒出现显著的临床症状时，通常血铅水平已经很高，事实上血铅水平在50mg/L以下已经可以对儿童神经行为造成影响，包括认知功能。

1. 病因　由于儿童生长发育的特殊性，使得儿童对环境中铅的吸收率高于成年人，而且对铅毒性作用特别敏感。环境中的铅经消化道、呼吸道以及皮肤进入人体后，随血流分布到全身各器官和组织。约90%分布在骨性组织（如骨骼、牙齿等），约10%分布在血液与软组织，主要是这部分铅对机体产生毒性作用。身体内两部分铅保持动态平衡。

铅对神经系统产生毒性已经被许多研究证实，铅通过影响神经细胞的形态、功能，神经突触的形成，神经递质的代谢，第二信使的代谢等对神经系统的结构及功能造成损害。此外，铅对血液、泌尿、消化、心血管、免疫以及内分泌系统也会产生损害，可以引起贫血、铁缺乏、肾功能减退、免疫功能下降、1，25 - $(OH)_2D$ 合成障碍等改变。

铅污染主要来源于大气、土壤（工业污染与含铅汽油等会增加大气、土壤的铅污染）、尘埃（室内铅尘）、水、食物、含铅油漆及其他含铅物品。

中毒者一般有铅暴露史。①居住在冶炼厂、蓄电池厂、电子垃圾回收和其他铅作业工厂附近，居住在大马路附近，居住在采用含铅油漆、涂料装潢的房间，居住在燃煤的房间，父母或同住者从事铅作业劳动。②母亲因为职业或生活的铅暴露致使体内铅负荷过高，通过胎盘和母乳传给子代，造成婴儿铅中毒。③食入含铅器皿（锡器、劣质陶器等）内盛放的食物或进食被铅污染的水与食物等亦可发生铅中毒。④长时间饮用滞留在管道中的自来水。⑤接触玩具与学习用具以及其他物品摄入铅，铅污染主要来源于着色漆层和颜料。某些化妆品（如眼影、口红等）与爽身粉也是铅污染的来源。⑥部分地区以四氧化三铅为原料制作的红丹粉涂抹婴儿皮肤可导致严重的铅中毒。

2. 临床表现　铅中毒的临床表现存在很大差异。

（1）铅中毒严重时，往往血铅水平 >500mg/L，可出现一系列临床表现。

1）神经系统：有攻击性行为、反应迟钝、运动失调。严重者有狂躁、脑神经瘫痪甚至惊厥、昏迷等。

2）血液系统：如小细胞低色素性贫血等。

3）消化系统：如腹痛、便秘、腹泻、呕吐等。

4）其他系统：如心律失常、肾衰竭等。

（2）铅中毒较轻时，患儿往往无引起关注的临床表现，但神经行为发育以及体格生长会受到影响，常见表现有易激惹、多动、注意力短暂、智力水平降低、生长缓慢、低体重等。

（二）治疗

治疗原则为环境干预、健康教育和驱铅治疗。高铅血症和轻度铅中毒的治疗为脱离铅污染源，卫生指导，营养干预。中、重度铅中毒的治疗为脱离铅污染源，卫生指导，营养干预，驱铅治疗。

1. 一般治疗

（1）脱离铅污染源　排查和脱离铅污染源是处理儿童高铅血症和铅中毒的根本办法。应仔细询问生活环境的污染状况，如金属冶炼、机械制造、印刷、造船、不规范的蓄电池和电子垃圾回收等都是环境铅污染的重要行业；室内含铅油漆污染、含铅汽油污染、盛放食物容器的污染，以铅为原料制作的婴儿皮肤护理用品等。

（2）进行卫生指导　避免和减少儿童接触铅污染源，同时教育儿童养成良好的卫生习惯，其中最重要的就是进食前认真洗手以及不将手指或物品放入口中。

（3）营养干预　机体缺乏钙、锌、铁时，铅通过肠道吸收铅的量增加，因此要进行营养干预。膳食中要补充富含蛋白质、钙、锌、铁以及维生素的食物，如奶及奶制品、瘦肉、青菜、水果等。

2. 药物治疗

（1）纠正营养不良与钙、锌、铁的缺乏，可以服用具有驱铅作用的中成药或方剂。

（2）驱铅治疗。驱铅治疗只用于中度（驱铅试验阳性）及重度铅中毒。驱铅治疗是通过驱铅药物与体内铅结合并排泄，以达到阻止铅对机体产生毒性作用的目的。驱铅治疗时应注意：使用口服驱铅药物前应确保脱离污染源，否则会导致消化道内铅的吸收增加；缺铁患儿应先补充铁剂后再行驱铅治疗，因缺铁会影响驱铅治疗的效果。

治疗首选二巯丁二酸。单次剂量为 $350mg/m^2$，每日 3 次，口服，连续 5 天，继而改为每日 2 次给药，每次药量不变，连续 14 天。每个疗程共计 19 天。

对无法完全脱离铅污染环境的儿童则应采用依地酸钙钠进行治疗，用量为

$1000mg/m^2$，静脉注射或肌内注射，5 天为 1 个疗程。

停药 4～6 周复查血铅，如血铅水平 ≥250mg/L，可在 1 个月内重复上述治疗；如 <250mg/L，则按高铅血症或轻度铅中毒处理。

（3）当血铅水平 ≥700mg/L，应立即复查静脉血铅，确认后立即在有能力治疗的医院住院治疗。

（三）处方审核案例分析

案例 1

【处方描述】

性别：女 年龄：1 岁 5 个月 体重：9.4kg

临床诊断：铅中毒

处方内容：

虚汗停颗粒	5g, po, tid	
杞枣口服液	10ml, po, bid	
智杞颗粒	2g, po, qd	

【处方问题】 1. 用量不适宜（虚汗停颗粒、杞枣口服液）。

2. 重复用药（虚汗停颗粒、杞枣口服液、智杞颗粒）。

【处方分析】 1. 根据《儿童高铅血症和铅中毒分级和处理原则》，高铅血症和铅中毒可以影响机体对铁、锌、钙等元素的吸收，当这些元素缺乏时机体又对铅毒性作用的易感性增强。因此，对高铅血症和铅中毒的儿童应及时进行营养干预，补充蛋白质、维生素和微量元素，纠正营养不良和铁、钙、锌的缺乏。纠正营养不良与钙、锌、铁的缺乏，可以服用具有驱铅作用的中成药或方剂。

2. 虚汗停颗粒说明书上四岁以下儿童用法用量为一次 5g，一日两次；智杞颗粒 1～2 岁儿童用法用量为一次半袋（1g），一日一次，该处方上这两种药均超剂量。

3. 智杞颗粒成分为枸杞子、益智、牡蛎、牛磺酸；杞枣口服液成分为枸杞子、大枣、太子参、海参、珍珠、益智、焦山楂；虚汗停颗粒成分为黄芪、浮小麦、大枣、糯稻根、牡蛎，从成分上看有多种成分重复，多种药物同时服用容易造成剂量过大。

【干预建议】 1. 调整中成药剂量，建议在中医师指导下使用。

2. 根据患儿情况判断选用 1～2 种中成药治疗，勿选取成分重复的品种，若铅中毒情况严重则应采取相应排铅治疗。

案例 2

【处方描述】

性别：女　年龄：1岁3个月　体重：7.75kg

临床诊断：蛋白质 - 能量营养不良；铅中毒；牛奶过敏反应

处方内容：

　　杞枣口服液　　　　　　　10ml，po，bid

　　五维赖氨酸颗粒　　　　　5g，po，qd

　　维生素 D 滴剂　　　　　 1 粒，po，qd

【处方问题】　用法不适宜（五维赖氨酸颗粒）。

【处方分析】　1. 五维赖氨酸颗粒说明书中儿童剂量为每次1包（5g），1岁以下儿童一日一次，1岁以上儿童为一日两次。患儿1岁3个月，该处方中用药频次 qd 不适宜。

2. 五维赖氨酸颗粒中成分主要为赖氨酸与多种 B 族维生素，患儿为蛋白质 - 能量营养不良，处方中缺乏氨基酸或蛋白类的补充剂，如患儿情况较严重，应根据患儿情况计算每日所需营养量，增加一定量的补充氨基酸或蛋白质能量的制剂。

3. 适量补充钙有益于铅中毒的治疗。《儿童高铅血症和铅中毒预防指南》中指出，儿童应该经常食用含钙充足的乳制品和豆制品。对大多数患者而言，每日两份奶制品或其他富含钙的食物即可提供充足的膳食钙，但未见有相关指引推荐铅中毒或营养不良需要补充维生素 D。维生素 D 可促进钙吸收，应视患儿情况决定是否加用钙剂及维生素 D。

【干预建议】　1. 建议五维赖氨酸颗粒用药频次改为 bid。

2. 计算患儿每日所需能量，适当增加氨基酸与蛋白质的补给。

 案例 3

【处方描述】

性别：女　年龄：1岁6个月　体重：10.35kg

临床诊断：铅中毒；佝偻病

处方内容：

　　乳酸钙颗粒　　　　　　　0.5g，po，qd

　　维生素 D 滴剂　　　　　 2 粒，po，qd

　　杞枣口服液　　　　　　　10ml，po，bid

【处方问题】　用量不适宜（乳酸钙颗粒）。

【处方分析】　《中国儿童钙营养专家共识（2019 年版）》中指出佝偻病儿

童在强调维生素 D 补充的同时，每日应给予大于 500mg 钙（含饮食钙源）以满足对佝偻病的治疗需求，且钙补充对轻 – 中度铅中毒的治疗有积极作用。处方中的乳酸钙颗粒单次用量 0.5g，相当于钙 65mg，剂量偏小，可增加用药剂量或选用钙含量较大的钙制剂。

【干预建议】　建议根据患儿膳食情况选用钙含量更大的钙制剂或增加用药量。

 案例 4

【处方描述】

性别：女　年龄：4 岁　体重：14.8kg

临床诊断：铅中毒；饮食性钙缺乏

处方内容：

杞枣口服液	10ml，po，bid
碳酸钙 D_3 颗粒	3g，po，qd
维生素 D 滴剂	1 粒，po，qd

【处方问题】　1. 重复用药（维生素 D 滴剂、碳酸钙 D_3 颗粒）。

2. 用量不适宜（碳酸钙 D_3 颗粒）。

【处方分析】　1. 碳酸钙 D_3 颗粒中含维生素 D 100IU，维生素 D 滴剂含维生素 D 400IU，适量补充维生素 D 可增加钙的吸收，虽然患儿有钙缺乏，但同时使用两种含维生素 D 的药物仍有过量的风险，而且成分重复。

2. 碳酸钙 D_3 颗粒说明书用量为每次 1 袋（0.75g），每日一次，该处方量已超出一般常用量。《中国儿童钙营养专家共识（2019 年版）》中提出，对于 12 个月以上儿童，依据膳食钙摄入量分类，充足时大于 500mg/d，不足时 300 ~ 500mg/d，缺乏时小于 300mg/d。4 岁以上儿童每日钙的适宜摄入量为 800mg/d，0.75g 碳酸钙 D_3 含 300mg 钙，3g 的碳酸钙 D_3 含钙量为 1200mg，钙补充量偏大。

【干预建议】　建议将碳酸钙 D_3 颗粒更改为不含维生素 D 的单方钙制剂。

 案例 5

【处方描述】

性别：男　年龄：7 岁　体重：24kg

临床诊断：饮食性钙缺乏；铅中毒

处方内容：

维 D_2 磷葡钙片	2 片，po，tid
小儿盐酸赖氨酸颗粒	4g，po，bid

杞枣口服液	10ml, po, bid
维生素D滴剂	1粒, po, qd

【处方问题】 1. 用量不适宜（维D_2磷葡钙片、小儿盐酸赖氨酸颗粒）。

2. 重复用药（维生素D）。

【处方分析】 1. 处方中维D_2磷葡钙片的用法用量为成人用量，患儿7岁，应适当减量；小儿盐酸赖氨酸颗粒儿童用法用量为每次1袋（2g），每日两次，该处方超剂量。

2. 维D_2磷葡钙片及维生素D滴剂均含维生素D，成分重复。《儿童高铅血症和铅中毒分级和处理原则》中指出，对高铅血症和铅中毒的儿童应及时进行营养干预，补充蛋白质、维生素和微量元素，纠正营养不良和铁、钙、锌的缺乏。适量补充维生素D可增加钙的吸收，但未有相关指引推荐补充维生素D，虽然患儿有钙缺乏，但同时使用两种含维生素D的药物仍有过量的风险。应视患儿情况决定是否使用维生素D。

【干预建议】 1. 维D_2磷葡钙片适当减量。

2. 小儿盐酸赖氨酸颗粒剂量调整为每次1袋（2g），每日两次。

3. 停用维生素D滴剂。

 案例6

【处方描述】

性别：男　年龄：7岁　体重：21.8kg

临床诊断：铅中毒

处方内容：

维D_2磷葡钙片	2片, po, tid
杞枣口服液	10ml, po, bid
维生素D滴剂	2粒, po, qd

【处方问题】 1. 用量不适宜（维D_2磷葡钙片）。

2. 重复用药（维生素D）。

【处方分析】 1. 维D_2磷葡钙片每次2片，一日3次的用法用量为成人用量，患儿7岁，应适当减量。

2. 维D_2磷葡钙片及维生素D滴剂均含维生素D，成分重复。《儿童高铅血症和铅中毒分级和处理原则》中指出，对高铅血症和铅中毒的儿童应及时进行营养干预，补充蛋白质、维生素和微量元素，纠正营养不良和铁、钙、锌的缺乏。适量补充维生素D可增加钙的吸收，但未有相关指引推荐补充维生素D，虽然患儿有钙缺乏，但同时使用两种含维生素D的药物仍有过量的风险。应视患儿情况决定是否使用维生素D。

【干预建议】 1. 维D_2磷葡钙片适当减量。

2. 建议将碳酸钙D_3颗粒更改为不含维生素D_3的单方钙制剂，或停用维生素D滴剂。

案例7

【处方描述】

性别：女 年龄：2岁2个月 体重：12.7kg

临床诊断：铅中毒；钙缺乏

处方内容：

智杞颗粒	1g，po，qd	
杞枣口服液	10ml，po，bid	
维生素D滴剂	1粒，po，qd	

【处方问题】 1. 药品遴选不适宜（维生素D滴剂）。

2. 重复用药（智杞颗粒、杞枣口服液）。

【处方分析】 1.《儿童高铅血症和铅中毒分级和处理原则》中指出，对高铅血症和铅中毒的儿童应及时进行营养干预，补充蛋白质、维生素和微量元素，纠正营养不良和铁、钙、锌的缺乏。钙剂对轻、中度铅中毒具有疗效，可根据患儿的情况适量补钙。补充钙对轻、中度铅中毒有一定治疗作用，但未有相关指南推荐同时使用维生素D；同时患者诊断有饮食性钙缺乏，虽然维生素D对钙的吸收有促进作用，结合钙剂与铅中毒的相互关系，应补充钙剂或钙剂联用维生素D，而非仅使用维生素D。

2. 智杞颗粒成分为枸杞子、益智仁、牡蛎、牛磺酸；杞枣口服液成分为枸杞子、大枣、太子参、海参、珍珠、益智仁、焦山楂，有数种成分重复，可能会造成部分成分剂量过大。

【干预建议】 1. 根据患儿情况选择治疗铅中毒的中成药，慎重联合用药。

2. 增加钙剂，视患儿情况使用维生素D。

案例8

【处方描述】

性别：女 年龄：9岁 体重：21kg

临床诊断：铅中毒；钙缺乏

处方内容：

杞枣口服液	10ml, po, qd
碳酸钙 D_3 颗粒	0.75g, po, qd
维生素 AD 滴剂	4 滴, po, qd

【处方问题】　重复用药（维生素 AD 滴剂、碳酸钙 D_3 颗粒）。

【处方分析】　碳酸钙 D_3 颗粒中含维生素 D，同时开具维生素 AD 滴剂属重复用药。《儿童高铅血症和铅中毒分级和处理原则》中指出，对高铅血症和铅中毒的儿童应及时进行营养干预，补充蛋白质、维生素和微量元素，纠正营养不良和铁、钙、锌的缺乏。碳酸钙 D_3 颗粒中含维生素 D 100IU，维生素 AD 滴剂含维生素 D 400IU，适量补充维生素 D 可增加钙的吸收，但同时使用两种含维生素 D 的药物属于重复用药，而且有维生素 D 过量的风险。

【干预建议】　建议将碳酸钙 D_3 颗粒更改为不含维生素 D_3 的单方钙制剂，或停用维生素 AD 滴剂。

 案例9

【处方描述】

性别：男　年龄：2 岁 1 个月　体重：10.15kg

临床诊断：β 型地中海贫血；铅中毒

处方内容：

杞枣口服液	10ml, po, bid
乳酸钙颗粒	0.5g, po, qd
脾氨肽口服冻干粉	2mg, po, qd

【处方问题】　无适应证用药（脾氨肽口服冻干粉）。

【处方分析】　1. 脾氨肽口服冻干粉是免疫调节剂，处方诊断为 β 型地中海贫血与铅中毒，无相关诊断支持使用脾氨肽口服冻干粉。

2. 钙剂对轻、中度铅中毒具有疗效，可根据患儿的情况适量补钙。《儿童高铅血症和铅中毒分级和处理原则》中指出，对高铅血症和铅中毒的儿童应及时进行营养干预，补充蛋白质、维生素和微量元素，纠正营养不良和铁、钙、锌的缺乏。因此可根据患儿的情况适量补钙。

【干预建议】　补充诊断。

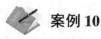 **案例10**

【处方描述】

性别：男　年龄：10 岁　体重：44.3kg

临床诊断：铅中毒；胃肠功能紊乱

处方内容：

维生素 AD 滴剂	1 粒，po，qd	
维 D 钙咀嚼片	1 片，po，qd	
杞枣口服液	10ml，po，bid	

【处方问题】　1. 重复用药（维生素 AD 滴剂、维 D 钙咀嚼片）。

2. 诊断与用药不符。

【处方分析】　1. 维生素 AD 滴剂及维 D 钙咀嚼片均含有维生素 D，同时开具属于重复用药。

2. 诊断为铅中毒、胃肠功能紊乱，处方中使用了维生素 D，但并无相关诊断支持使用。

3.《儿童高铅血症和铅中毒分级和处理原则》中指出，对高铅血症和铅中毒的儿童应及时进行营养干预，补充蛋白质、维生素和微量元素，纠正营养不良和铁、钙、锌的缺乏。维 D 钙咀嚼片中含维生素 D_3 100IU，维生素 AD 滴剂含维生素 D 700IU，适量补充维生素 D 可增加钙的吸收，但同时使用两种含维生素 D 的药物属于重复用药，而且有维生素 D 过量的风险。应视患儿情况决定如何使用维生素 D。

【干预建议】　1. 补充诊断。

2. 建议将维 D 钙咀嚼片改为不含维生素 D_3 的单方钙制剂，停用维生素 AD 滴剂。

第六章 常见传染性疾病处方审核

一、手足口病

(一) 疾病简介

儿童手足口病是由肠道病毒引起的一种常见传染病，主要症状为手、足、口和肛周有皮疹，口腔黏膜出现疱疹。少数患儿可引起心肌炎、肺水肿、无菌性脑膜炎等并发症。个别危重症患儿病情发展快，可出现神经源性肺水肿，导致死亡。

引发手足口病的肠道病毒有 20 多种（型），柯萨奇病毒 A 组的 16、4、5、9、10 型，B 组的 2、5 型，以及肠道病毒 71 型均为手足口病较常见的病原体。其中以柯萨奇病毒 A16 型和肠道病毒 71 型最为常见。重症病例多由肠道病毒 71 型感染引起，病情凶险，病死率高。其感染部位是包括口腔在内的整个消化道，通过污染的食物、饮料、水果等经口进入体内并在肠道增殖。

人是肠道病毒唯一宿主，传染源包括患者和隐性感染者。流行期间，患者为主要传染源。该病传播方式多样，以通过人群密切接触传播为主。病毒可通过唾液、疱疹液、粪便等污染的手、毛巾、手帕、牙杯、玩具、食具、奶具以及床上用品、内衣等引起间接接触传播；患者咽喉分泌物及唾液中的病毒可通过飞沫传播；如接触被病毒污染的水源，亦可经水感染；门诊交叉感染和口腔器械消毒不合格亦是造成传播的原因之一。人群普遍易感，感染后可获得免疫力。由于不同病原型别感染后抗体缺乏交叉保护力，因此，人群可反复感染发病。成年人大多已通过隐性感染获得相应抗体，因此，手足口病的患者主要为学龄前儿童，尤以≤3 岁年龄组发病率最高。据国外文献报道，每隔 2~3 年在人群中可流行一次。此病分布广泛，无明显的地区性；四季均可发病，以夏秋季高发。本病常呈暴发流行后散在发生。流行期间，幼儿园和托儿所易发生集体感染，家庭亦可发生聚集发病现象。该病传染性强，传播途径复杂，在短时间内可造成较大规模流行。

根据疾病的发生发展过程，将手足口病分期、分型如下。

第 1 期（出疹期）：主要表现为发热，手、足、口、臀等部位出疹，可伴有咳嗽、流涕、食欲不振等症状。部分病例仅表现为皮疹或疱疹性咽峡炎，个别病例可无皮疹。典型皮疹表现为斑丘疹、丘疹、疱疹。皮疹周围有炎性红晕，疱疹内液体较少，不疼不痒，皮疹恢复时不结痂、不留疤。不典型皮疹通常小、厚、硬、少，有时可见瘀点、瘀斑。某些型别肠道病毒如 CV - A6 和 CV - A10 所致皮损严重，皮疹可表现为大疱样改变，伴疼痛及痒感，且不限于手、足、口部位。此期属于手足口病普通型，绝大多数在此期痊愈。

第 2 期（神经系统受累期）：少数病例可出现中枢神经系统损害，多发生在病程 1~5 天内，表现为精神差、嗜睡、吸吮无力、易惊、头痛、呕吐、烦躁、肢体抖动、肌无力、颈项强直等。此期属于手足口病重症病例重型，大多数可痊愈。

第 3 期（心肺功能衰竭前期）：多发生在病程 5 天内，表现为心率和呼吸增快、出冷汗、四肢末梢发凉、皮肤发花、血压升高。此期属于手足口病重症病例危重型。及时识别并正确治疗，是降低病死率的关键。

第 4 期（心肺功能衰竭期）：可在第 3 期的基础上迅速进入该期。临床表现为心动过速（个别患儿心动过缓）、呼吸急促、口唇发绀、咳粉红色泡沫痰或血性液体、血压降低或休克。亦有病例以严重脑功能衰竭为主要表现，临床可见抽搐、严重意识障碍等。此期属于手足口病重症危重型，病死率较高。

第 5 期（恢复期）：体温逐渐恢复正常，对血管活性药物的依赖逐渐减少，神经系统受累症状和心肺功能逐渐恢复，少数可遗留神经系统后遗症。部分手足口病例（多见于柯萨奇病毒 A 组 6 型、A 组 10 型感染者）在病后 2~4 周有脱甲的症状，新甲于 1~2 个月长出。大多数患儿预后良好，一般在 1 周内痊愈，无后遗症。少数患儿发病后迅速累及神经系统，表现为脑干脑炎、脑脊髓炎、脑脊髓膜炎等，发展为循环衰竭、神经源性肺水肿的患儿病死率高。

（二）指南推荐的治疗方案

儿童肠道病毒 71 型感染重症病例从第 2 期发展到第 3 期多在 1 天以内，偶尔在 2 天或以上。从第 3 期发展到第 4 期有时仅为数小时。因此，应当根据临床各期不同病理生理过程，采取相应救治措施。

1. 一般治疗　注意隔离，避免交叉感染；清淡饮食，做好口腔和皮肤护理；药物及物理降温退热保持患儿安静；惊厥病例使用地西泮、咪达唑仑、苯巴比妥等抗惊厥；吸氧，保持呼吸道通畅；注意营养支持，维持水、电解质平衡。

2. 手足口病各期的治疗　第 1 期（出疹期）：无须住院治疗，以对症治疗为主。注意隔离，避免交叉感染；清淡饮食，做好口腔和皮肤护理；药物及物理降温退；鼓励进食，维持水、电解质平衡。此期病例属于手足口病普通病例，绝大多数病例在此期痊愈，病程1周左右。常用药物有鱼腥草颗粒、抗病毒口服液、康复新液含服，补充多种维生素等。第2期（神经系统受累期）需住院治疗，主要治疗包括对症支持治疗、脱水降颅压，必要时吸氧及静脉注射丙种球蛋白。第3期（心肺功能衰竭前期）及第4期（心肺功能衰竭期）需要重症监护。第3期的主要治疗包括呼吸支持、适量补液、脱水降颅压、应用血管活性药物如米力农等，必要时使用丙种球蛋白和糖皮质激素。第4期的主要治疗包括机械通气、液体疗法、脏器功能支持等，应用药物包括血管活性药物、丙种球蛋白、糖皮质激素等。

（三）处方审核案例分析

 案例1

【处方描述】

性别：女　年龄：1岁8个月　体重：10kg

临床诊断：手足口病

处方内容：

头孢克肟颗粒	17mg, po, bid
健儿清解液	8ml, po, tid

【处方问题】　适应证不适宜（头孢克肟颗粒）。

【处方分析】　1. 手足口病是由肠道病毒感染引起的一种儿童常见传染病，不应使用抗菌药物。因此该处方使用头孢克肟属于适应证不适宜。

2. 根据《手足口病诊疗指南（2018年版）》，手足口病属于中医"瘟疫、温热夹湿"等范畴，可根据病症分期辨证论治，早期可使用清热解毒类中成药。健儿清解液具有清热解毒的功效，可在该处方中使用。

【干预建议】　不建议使用头孢克肟颗粒。

 案例2

【处方描述】

性别：女　年龄：3岁　体重：12kg

临床诊断：手足口病；急性鼻咽炎

处方内容：

头孢克肟颗粒	50mg, po, bid
五维他口服液	1支, po, tid
安儿宁颗粒	3g, po, tid

| 阿昔洛韦咀嚼片 | 0.2g，咀嚼服用，tid |
| 氨酚伪麻那敏分散片 | 1片，po，tid |

【处方问题】　1. 遴选药物不适宜（头孢克肟颗粒）。

2. 适应证不适宜（阿昔洛韦咀嚼片、氨酚伪麻那敏分散片）。

3. 无适应证用药（五维他口服液）。

4. 用量不适宜（氨酚伪麻那敏分散片）。

【处方分析】　1. 头孢克肟为三代头孢，对革兰阴性菌抗菌活性强。急性鼻咽炎的主要病原体为肺炎链球菌、流感嗜血杆菌、卡他莫拉菌等，可酌情选用阿莫西林或一二代头孢，选用头孢克肟不适宜。

2. 手足口病主要为肠道病毒感染引起，目前尚无特效抗肠道病毒药物。阿昔洛韦主要用于单纯疱疹病毒感染，因此该处方选用阿昔洛韦不适宜。

3. 氨酚伪麻那敏分散片为复方制剂，含对乙酰氨基酚325mg、盐酸伪麻黄碱30mg、马来酸氯苯那敏2mg，用于缓解普通感冒及流行性感冒引起的发热、头痛、四肢酸痛、打喷嚏、流鼻涕、鼻塞、咽痛等症状，与手足口病、急性鼻咽炎临床诊断不符，而且每次一片的用量对3岁患儿来说也偏大。

4. 五维他口服液主要用于治疗B族维生素缺乏症，与该处方临床诊断无关，属于无适应证用药。

【干预建议】　1. 抗菌药物应明确在细菌感染指征下才能使用，急性鼻咽炎若考虑细菌感染，建议选用阿莫西林或一二代头孢。

2. 不建议使用阿昔洛韦咀嚼片、五维他口服液、氨酚伪麻那敏分散片，对应发热、鼻咽部不适症状应选用单一成分的药物。

 案例3

【处方描述】

性别：男　年龄：4岁9个月　体重：18kg

临床诊断：手足口病

处方内容：

| 复方鱼腥草颗粒 | 6g，po，tid |
| 利巴韦林颗粒 | 0.1g，po，tid |

【处方问题】　遴选药品不适宜（利巴韦林颗粒）。

【处方分析】　利巴韦林颗粒说明书适应证为呼吸道合胞病毒引起的病毒性肺炎与支气管炎，皮肤疱疹病毒感染。国家卫生健康委员会发布的《手足口病诊疗指南（2018年版）》指出手足口病是由肠道病毒感染引起的一种儿童常见传染病，5岁以下儿童多发。目前尚无特效抗肠道病毒药物。研究显示，干扰素α喷雾或雾化、利巴韦林静脉滴注早期使用可有一定疗效，若使用利巴韦林应关注其不良反应和生殖毒性。处方中开具的是利巴韦林口服剂型，疗效不明确，建议医生权衡利弊考虑是否确定使用。

【干预建议】 建议医生权衡利弊考虑是否使用利巴韦林。

案例 4

【处方描述】

性别：男　年龄：5 岁　体重：28kg

临床诊断：手足口病

处方内容：

磷酸奥司他韦颗粒	30mg, po, bid
复合维生素 B 片	1 片, po, tid
蓝芩口服液	10ml, po, tid

【处方问题】 遴选药品不适宜（奥司他韦颗粒）。

【处方分析】 根据《手足口病诊疗指南（2018 年版)》，目前尚无特效抗肠道病毒药物用于手足口病治疗，也不应使用阿昔洛韦、更昔洛韦、单磷酸阿糖腺苷等药物治疗。奥司他韦主要用于甲型和乙型流感治疗，目前无证据证明对肠道病毒有效，因此在本处方中使用不适宜。

【干预建议】 不建议使用磷酸奥司他韦颗粒。

案例 5

【处方描述】

性别：女　年龄：1 岁 9 个月　体重：10kg

临床诊断：手足口病；急性扁桃体炎

处方内容：

富马酸酮替芬片	0.5mg, po, bid
野菊花注射液	2ml, 雾化吸入, qd
地塞米松磷酸钠注射液	2mg, 雾化吸入, qd
阿昔洛韦乳膏适量	1 支, 外用, 一日数次

【处方问题】 1. 无适应证用药（富马酸酮替芬片）。

2. 药品给药途径不适宜（野菊花注射液、地塞米松磷酸钠注射液）。

3. 遴选药品不适宜（阿昔洛韦乳膏）。

【处方分析】 1. 酮替芬为组胺 H_1 受体拮抗剂，抗过敏作用较强，主要用于治疗过敏性疾病，与本处方临床诊断无关，对手足口病的皮疹症状无效，属于无适应证用药。

2. 不推荐以注射液代替雾化吸入制剂使用。注射液中常含有酚、亚硝酸盐等防腐剂，吸入后可诱发哮喘发作。中成药所含成分较多，安全性、有效性证据不足，而且非雾化吸入制剂的药物无法达到有效雾化颗粒要求，无法经呼吸道清除，可能沉积在肺部，从而增加肺部感染的发生率。故不应使用野菊花注射液、地塞米松磷酸钠注射液雾化吸入。

3. 根据《手足口病诊疗指南（2018年版)》，目前尚无特效抗肠道病毒药物用于手足口病治疗，也不应使用阿昔洛韦、更昔洛韦、单磷酸阿糖腺苷等药物治疗。手足口病特定部位出现的皮疹与单纯疱疹不一样，处方中选用阿昔洛韦乳膏不适宜。

【干预建议】　1. 不建议使用富马酸酮替芬片。

2. 不建议使用野菊花注射液、地塞米松磷酸钠注射液雾化。

3. 不建议使用阿昔洛韦乳膏，可改用炉甘石洗剂外用止痒。

二、水痘

（一）疾病简介

水痘全年均可发生，以冬、春季为主，散发性，但偏远地区偶可暴发，城市每隔2~3年发生，周期性流行。患儿有发热、不适、食欲减退、头痛，偶有轻度腹痛。皮疹首先出现于头皮、面部或躯干。作为瘙痒性的红色小丘疹，然后发展为充满透明液体的水疱疹。24~48小时内疱内液体变浑浊，且疱疹出现脐凹现象。当最初的损害结痂时，在躯干和肢体上出现新的皮疹，同时存在不同期的皮疹是水痘的特征。

（二）指南推荐的治疗方案

1. 治疗方案

（1）一般治疗和对症治疗　保持皮肤清洁及修剪指甲。局部有感染可涂抗菌软膏。皮肤瘙痒可应用5%碳酸氢钠溶液或炉甘石洗剂局部涂擦，也可使用抗组织胺药物。发热者退热对症处理。

（2）抗病毒治疗　对于严重病例应尽早使用抗病毒药物，可酌情使用阿昔洛韦每次10~20mg/kg静脉滴注，每8小时一次，疗程7~10天。有继发细菌感染者，应用敏感抗生素。

（3）适当补充水、电解质及维生素。

（4）中医中药。

（5）预防　①隔离至全部疱疹结痂为止。②对水痘易感儿童应进行水痘减毒活疫苗的接种。

2. 药物的选择

（1）一般治疗　①隔离至全部疱疹干燥结痂为止。②清洁皮肤，局部涂擦炉甘石洗剂，有感染可涂莫匹罗星软膏。

（2）对症治疗　①体温高者可予退热剂。②皮肤瘙痒较显著者，可口服抗组胺药物。③中医治法则宜清热疏风、凉血解毒。

（3）抗病毒药物　首选阿昔洛韦，口服每次 20mg/kg，最大每次 800mg，4 次/天，共五天。用药越早越好，一般在出疹 48 小时内开始。静脉滴注阿昔洛韦，每次 500mg/m²，3 次/天，每次输入时间应在 1 小时以上，疗程 7 天或无新皮疹出现达 48 小时止。或可选择伐昔洛韦。早期可使用 α - 干扰素能较快抑制皮疹发展，加速病情恢复。

（4）抗菌药物　有继发细菌感染者，应用敏感抗菌药物。按照《抗菌药物临床应用指导原则》执行。

3. 并发症的处理

（1）皮肤感染　是最常见的并发症，如脓疱疮、蜂窝织炎等。常见的致病菌为金黄色葡萄球菌及化脓性链球菌，局部涂搽和使用敏感抗菌药物。

（2）进展型水痘（免疫缺陷病，使用免疫抑制剂患儿，新生儿期）　①使用免疫抑制剂（化疗，恶性肿瘤，免疫性疾病）患儿。如情况许可应尽快减至生理剂量，必要时考虑停用。②尽早使用丙种球蛋白，总量 2g/kg，分 2~5 天滴注。

（3）水痘肺炎　出现高热、咳嗽、咳痰，结合胸片可考虑。使用敏感抗菌药物、止咳化痰，必要时吸氧，监护。

（4）水痘脑炎　较少见。早期可无发热及脑膜刺激征，常见头痛、呕吐及感觉异常。治疗详见病毒性脑炎治疗方法。

（三）处方审核案例分析

 案例1

【处方描述】

性别：女　年龄：10个月　体重：6.5kg

临床诊断：水痘；急性上呼吸道感染

处方内容：

地氯雷他定干混悬剂　　　　　　　1mg, im, qd

炉甘石洗剂　　　　　　　　　　　5ml, 局部外用, qd

　　　　氨酚麻美干混悬剂　　　　　　　　45mg，po，tid

　　　　甘霖洗剂　　　　　　　　　　　　40ml，im，qd

【处方问题】　1. 用法、用量不适宜（地氯雷他定干混悬剂、炉甘石洗剂和甘霖洗剂）。

2. 遴选的药品不适宜（氨酚麻美干混悬剂）。

【处方分析】　1. 地氯雷他定干混悬剂为口服制剂，炉甘石洗剂和甘霖洗剂为外用制剂，处方用药途径为肌注，用药途径错误。

2. 氨酚麻美干混悬剂无1岁以下用药剂量，退热建议用单方退热药。

【干预建议】　1. 地氯雷他定干混悬剂用药途径改为口服，炉甘石洗剂和甘霖洗剂改为外用。

2. 选择单方退热药如布洛芬或对乙酰氨基酚。

 案例2

【处方描述】

性别：男　年龄：5岁　体重：21.5kg

临床诊断：水痘

处方内容：

　　　　盐酸伐昔洛韦分散片　　　　　　　0.15g，po，bid

　　　　裸花紫珠颗粒　　　　　　　　　　3g，po，tid

　　　　硼酸氧化锌冰片软膏　　　　　　　1g，po，qd

　　　　盐酸西替利嗪滴剂　　　　　　　　0.5ml，im，bid

【处方问题】　1. 药品剂型或给药途径不适宜（盐酸西替利嗪滴剂）。

2. 用法、用量不适宜（盐酸西替利嗪滴剂、盐酸伐昔洛韦分散片）。

3. 适应证不适宜（裸花紫珠颗粒）。

4. 其他用药不适宜情况：使用中成药无中医诊断（裸花紫珠颗粒）。

【处方分析】　1. 盐酸西替利嗪滴剂是口服制剂，处方中为肌注，用药途径错误。

2. 根据说明书，盐酸西替利嗪滴剂应为0.5ml，qd或0.25ml，bid，该处方用法用量错误；盐酸伐昔洛韦分散片，儿童剂量为20mg/kg，bid，根据该患儿体重，用药剂量应为0.43g，bid。

3. 裸花紫珠颗粒功效为消炎、解毒、收敛、止血，用于细菌感染引起的炎症、急性传染性肝炎、呼吸道和消化道出血。该患儿为水痘带状疱疹病毒感染。适应证不适宜。

4. 裸花紫珠颗粒为中成药。根据《北京地区基层医疗机构中成药处方点评共识报告（2018 版）》，中医、中医全科、中西医结合类别的医师在开具中成药时，处方诊断应体现中医病证分型。

【干预建议】 1. 盐酸伐昔洛韦剂量调整为 0.43g，bid。

2. 停用裸花紫珠颗粒。

 案例 3

【处方描述】

性别：女　年龄：8 岁　体重：25kg

临床诊断：水痘

处方内容：

甘霖洗剂	30ml，外用，qd
蓝芩颗粒	2g，po，tid
小儿柴桂退热颗粒	7.5g，po，qd
炉甘石洗剂	2ml，外用，qd
喜炎平注射液	4ml，im，qd

【处方问题】 1. 用量不适宜。

2. 用法不适宜。

3. 药品剂型或给药途径不适宜。

4. 其他用药不适宜情况：使用中成药无中医诊断。

5. 联合用药不适宜。

【处方分析】 1. 喜炎平儿童剂量一日按体重 5～10mg/kg（0.2～0.4ml/kg），一日一次，该患儿剂量应为 5～10ml。

2. 小儿柴桂退热颗粒说明书用法用量为：7～14 岁，每次 8g，一日 4 次。

3. 喜炎平注射液用法应为静脉滴注，肌注错误。

4. 蓝芩颗粒、小儿柴桂退热颗粒、喜炎平注射液为中成药。根据《北京地区基层医疗机构中成药处方点评共识报告（2018 版）》，中医、中医全科、中西医结合类别的医师在开具中成药时，处方诊断应体现中医病证分型。

5. 小儿柴桂退热颗粒成分为柴胡、桂枝、葛根、浮萍、黄芩、白芍、蝉蜕；蓝芩颗粒成分为板蓝根、黄芩、栀子、黄柏、胖大海，两者成分有重复，有可能会加大不良反应的风险。

【干预建议】 1. 喜炎平注射液剂量改为 5～10ml，iv. drip，qd。

2. 小儿柴桂退热颗粒频次应修改为一日 4 次。

3. 增加中医诊断。

4. 小儿柴桂退热颗粒与蓝芩颗粒保留其中一个。

案例 4

【处方描述】

性别：男　年龄：5 个月　体重：8.3kg

临床诊断：水痘

处方内容：

金莲花颗粒	3g，po，bid	
炉甘石洗剂	10ml，外用，qd	
川百止痒洗剂	10ml，外用，qd	
白玉软膏	0.1g，po，qd	

【处方问题】 1. 药品剂型或给药途径不适宜。

2. 适应证不适宜。

3. 其他用药不适宜情况：使用中成药无中医诊断。

4. 用法、用量不适宜。

【处方分析】 1. 白玉软膏为外用药，不能用于口服。

2. 白玉软膏具有活血祛风，养血润肤功效。用于血虚风燥所致的皮肤皲裂。该患儿为水痘皮疹，无相关用药指征。

3. 该处方中有多种中成药。根据《北京地区基层医疗机构中成药处方点评共识报告（2018 版）》，中医、中医全科、中西医结合类别的医师在开具中成药时，处方诊断应体现中医病证分型。

4. 金莲花颗粒说明书用法用量为一次 1 袋（3g），一日 2～3 次，小儿酌减，患儿 5 个月，用该剂量过大。

【干预建议】 1. 停用白玉软膏。

2. 增加中医诊断。

3. 金莲花颗粒减量。

案例 5

【处方描述】

性别：女　年龄：1 岁 5 个月　体重：10kg

临床诊断：水痘

处方内容：

复方多黏菌素 B 软膏	0.2g，外用，bid	
阿昔洛韦片	0.1g，po，qid	
炉甘石洗剂	5ml，外用，qd	

　　重组人干扰素 α-2b 喷雾剂　　　　2 喷，外用，tid

【处方问题】　1. 遴选的药品不适宜（复方多黏菌素 B 软膏）。

2. 用法、用量不适宜（阿昔洛韦片）。

【处方分析】　1. 复方多黏菌素 B 软膏用于预防皮肤割伤、擦伤、烧烫伤、手术伤口等皮肤创面的细菌感染和临时解除疼痛和不适。该患儿为水痘-疱疹病毒感染，无使用该药适应证。

2. 对于 2 岁以上儿童，用阿昔洛韦治疗水痘的推荐剂量为 20mg/kg，qid。处方中使用的剂量为 10mg/kg，未达到剂量。

【干预建议】　1. 停用复方多黏菌素 B 软膏。

2. 阿昔洛韦剂量更改为 0.24g，qid。

 案例 6

【处方描述】

性别：女　年龄：2 岁 4 个月　体重：13kg

临床诊断：水痘

处方内容：

　　阿昔洛韦片　　　　　　　　0.26g，po，tid
　　硼酸氧化锌冰片软膏　　　　1g，外用，qd
　　莫匹罗星软膏　　　　　　　0.1g，外用，qd
　　除湿止痒洗液　　　　　　　50ml，外用，qd

【处方问题】　1. 遴选的药品不适宜（莫匹罗星软膏）。

2. 用法、用量不适宜。

【处方分析】　1. 莫匹罗星软膏为局部外用抗生素，适用于革兰阳性球菌引起的感染。该患儿为水痘-疱疹病毒感染，无使用该药适应证。

2. 对于 2 岁以上儿童，用阿昔洛韦治疗水痘的推荐剂量为 20mg/kg，qid，处方中使用的频次为 tid，未达到用药频次。

【干预建议】　1. 停用莫匹罗星软膏。

2. 阿昔洛韦片剂量修改为 0.26g，qid。

 案例 7

【处方描述】

性别：男　年龄：5 岁　体重：19kg

临床诊断：水痘

处方内容：

阿昔洛韦片	0.38g，po，bid
地氯雷他定干混悬剂	2.5mg，po，qd
川百止痒洗剂	10ml，外用，qd

【处方问题】　用法、用量不适宜（阿昔洛韦片）。

【处方分析】　阿昔洛韦片用于治疗 2 岁以上儿童水痘说明书推荐剂量为 20mg/kg，qid，共 5 日，该患儿用药频次 bid 不正确。

【干预建议】　阿昔洛韦片用药频次改为 qid。

 案例 8

【处方描述】

性别：女　年龄：5 岁　体重：18.5kg

临床诊断：水痘

处方内容：

小儿青翘颗粒	5g，po，tid
甘霖洗剂	20ml，im，qd
盐酸西替利嗪滴剂	0.5ml，po，qd
胆木浸膏糖浆	10ml，po，tid

【处方问题】　给药途径不适宜（甘霖洗剂）。

【处方分析】　甘霖洗剂是外用药，涂于皮肤疱疹处，不应肌内注射给药。

【干预建议】　应将甘霖洗剂给药途径改为外用。

 案例 9

【处方描述】

性别：男　年龄：7 岁　体重：19.5kg

临床诊断：水痘；急性上呼吸道感染

处方内容：

盐酸左西替利嗪颗粒	3.75mg，po，qd
美芬那敏铵糖浆	6ml，po，qd
金振口服液	10ml，po，tid

【处方问题】　药品用量不适宜（盐酸左西替利嗪颗粒、美芬那敏铵糖浆）。

【处方分析】　盐酸左西替利嗪颗粒按年龄应为每次5mg，美芬那敏铵糖浆应为每次7.5ml。且美芬那敏铵糖浆的给药频次应为每日 3~4 次。

【干预建议】　建议修改盐酸左西替利嗪颗粒的用药剂量为每次5mg，美芬那敏铵糖浆的用药剂量为每次7.5ml，每日3～4次。

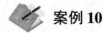 **案例10**

【处方描述】

性别：女　年龄：11岁　体重：21kg

临床诊断：水痘；急性上呼吸道感染

处方内容：

氨酚伪麻那敏口服溶液	10ml，po，tid
蒲地蓝消炎口服液	10ml，po，tid
炉甘石洗剂	2ml，po，qd
左西替利嗪颗粒	5mg，po，qd

【处方问题】　1. 给药途径不适宜（炉甘石洗剂）。

2. 给药频次不适宜（炉甘石洗剂）。

【处方分析】　炉甘石洗剂的给药途径错误，外用的开成了口服。给药频次改成每日2～3次更佳。

【干预建议】　建议修改炉甘石洗剂的用法为外用。

三、腮腺炎

（一）疾病简介

腮腺炎为世界性疾病，全年均可发病，但以冬春季为主。5～15岁小儿多见，腮腺肿胀及疼痛，发热，伴头痛、乏力、食欲减退等。一侧或双侧腮腺肿大，以耳垂为中心，向前、后、下发展，使下颌骨边缘不清。腮腺管口红肿，同时可有颌下腺和舌下腺肿大。血常规白细胞一般正常，合并睾丸炎时白细胞可增高。血、尿淀粉酶轻至中度升高；血脂肪酶升高有助于胰腺炎诊断；腮腺炎病毒抗体检测阳性；双侧腮腺部B超见腮腺肿胀。

（二）指南推荐的治疗方案

1. 治疗方案

（1）呼吸道隔离至腮腺肿胀消退。

（2）抗病毒治疗，无特殊治疗药物。

（3）补充液体及维生素，避免进食酸性饮料。

（4）中药治疗及局部外敷。

（5）出现神经系统、生殖器官并发症、急性胰腺炎、感音性耳聋、肾炎、心肌炎等按相应并发症处理。

2. 药物选择

（1）一般治疗 ①隔离患者使之卧床休息直至腮腺肿胀完全消退。注意口腔清洁，饮食以流质、软食为宜，避免酸性食物，保证液体摄入量。②青黛、硼酸外敷治疗流行性腮腺炎对止痛、消肿有一定的效果。③局部可用红外线、透热等理疗。

（2）对症治疗 ①高热降温，可用对乙酰氨基酚等。②中药是常用药物，可用复方毛冬青颗粒、板蓝根、腮腺方。

（3）对因治疗 无特效治疗法。流行性腮腺炎是由流行性腮腺炎病毒引起的传染病，可侵犯各种腺组织或神经系统，目前尚缺乏特效治疗药物。重组人干扰素 α-2b 能显著缩短患儿热程和腺体肿大的时间，并减少脑膜脑炎、睾丸炎等并发症的发生。缩短并发睾丸炎患儿睾丸肿痛的持续时间。

（三）处方审核案例分析

 案例1

【处方描述】

性别：男 年龄：4 岁 体重：17.8kg

临床诊断：急性腮腺炎

处方内容：

重组人干扰素 α-2b 喷雾剂	2 喷，po，bid
康复新液	5ml，po，tid
金振口服液	10ml，po，tid

【处方问题】 1. 药品剂型或给药途径不适宜。

2. 其他用药不适宜情况：中成药无中医诊断。

3. 适应证不适宜。

【处方分析】 1. 康复新液口服适应证为用于瘀血阻滞，胃痛出血，胃、十二指肠溃疡；以及阴虚肺痨、肺结核的辅助治疗。不符合该患儿诊断。应为外用漱口。重组人干扰素 α-2b 喷雾剂为喷雾剂型，口服给药不合理，应为外用喷涂患处。

2. 金振口服液为中成药。根据《北京地区基层医疗机构中成药处方点评共识报告（2018 版）》，中医、中医全科、中西医结合类别的医师在开具中成药时，处方诊断应体现中医病证分型。

3. 根据《α 干扰素在儿科临床合理应用专家共识》，有文献报道干扰素用于流行性腮腺炎的治疗，但相关文献样本量少，尚缺乏基础研究和多中心的临床研究证实其可靠的疗效与安全性。急性腮腺炎多为自限性，使用重组人干扰素α-2b喷雾剂适应证不适宜。

【干预建议】 1. 康复新液改为外用漱口。

2. 增加中医诊断。

3. 停用重组人干扰素α-2b喷雾剂。

 案例2

【处方描述】

性别：女　年龄：2岁3个月　体重：10kg

临床诊断：急性颈部淋巴结炎；急性腮腺炎

处方内容：

头孢地尼分散片	0.1g, po, q8h	
硼酸氧化锌冰片软膏	0.1g, 外用, qd	
头孢丙烯干混悬剂	0.05g, po, q12h	
健儿清解液	8ml, po, tid	

【处方问题】 1. 重复给药（头孢地尼分散片、头孢丙烯干混悬剂）。

2. 适应证不适宜。

3. 其他用药不适宜情况：中成药无中医诊断。

【处方分析】 1. 头孢地尼与头孢丙烯都为头孢菌素，抗菌谱类似，两者同时使用属于重复用药。

2. 根据《抗菌药物临床应用指导原则（2015年版）》，诊断为细菌性感染者方有指征应用抗菌药物治疗。根据患者的症状、体征、实验室检查或放射、超声等影像学结果，诊断为细菌、真菌感染者方有指征应用抗菌药物；由结核分枝杆菌、非结核分枝杆菌、支原体、衣原体、螺旋体、立克次体及部分原虫等病原微生物所致的感染亦有指征应用抗菌药物。缺乏细菌及上述病原微生物感染的临床或实验室证据，诊断不能成立者，以及病毒性感染者，均无应用抗菌药物指征。患儿为急性腮腺炎而非化脓性腮腺炎，无使用抗菌药物指征。

3. 健儿清解液为中成药。根据《北京地区基层医疗机构中成药处方点评共识报告（2018版）》，中医、中医全科、中西医结合类别的医师在开具中成药时，处方诊断应体现中医病证分型。

【干预建议】 1. 停用抗菌药物或明确是否存在细菌感染，如存在感染，开具一种头孢菌素。

2. 增加中医诊断。

案例 3

【处方描述】

性别：男　年龄：3 岁 9 个月　体重：15.6kg

临床诊断：急性腮腺炎

处方内容：

蒲地蓝消炎口服液	5ml，po，tid	
橘红痰咳液	5ml，po，tid	

【处方问题】　1. 其他用药不适宜情况：中成药无中医诊断。

2. 适应证不适宜（橘红痰咳液）。

【处方分析】　1. 两个药品均为中成药。根据《北京地区基层医疗机构中成药处方点评共识报告（2018 版)》，中医、中医全科、中西医结合类别的医师在开具中成药时，处方诊断应体现中医病证分型。

2. 根据《中成药临床应用指导原则》，中成药临床应用基本原则包括：①辨证用药，依据中医理论，辨认、分析疾病的证候，针对证候确定具体治法，依据治法，选定适宜的中成药。②辨病辨证结合用药，针对中医或西医诊断明确的疾病，根据疾病特点选用相应的中成药。橘红痰咳液用于理气祛痰、润肺止咳，用于痰浊阻肺所致的咳嗽、气喘、痰多；感冒、支气管炎、咽喉炎见上述证候者。患者诊断为急性腮腺炎无此用药指征。

【干预建议】　1. 增加中医诊断。

2. 停用橘红痰咳液。

案例 4

【处方描述】

性别：男　年龄：3 岁　体重：15.9kg

临床诊断：急性腮腺炎

处方内容：

克感利咽口服液	5ml，po，tid	
盐酸西替利嗪滴剂	0.5ml，po，qd	
康复新液	10ml，po，tid	

【处方问题】　1. 适应证不适宜（盐酸西替利嗪滴剂）。

2. 药品剂型或给药途径不适宜（康复新液）。

3. 其他用药不适宜情况：中成药无中医诊断。

【处方分析】　1. 根据《临床诊疗指南：流行病学分册》，腮腺炎治疗包括一般治疗及并发症治疗。一般治疗包括卧床休息，避免进食酸性饮料，注意口腔卫生。头痛及腮腺胀痛可用镇痛药。并发症根据脑膜脑炎、心肌炎、睾丸炎等不同进行处理。盐酸西替利嗪滴剂用于治疗季节性鼻炎、常年性过敏性鼻炎以及非鼻部症状眼结膜炎，过敏引起的瘙痒和荨麻疹症状。该患儿无相关诊断，无用药适应证。

2. 康复新液口服适应证为用于瘀血阻滞，胃痛出血，胃、十二指肠溃疡；以及阴虚肺痨，肺结核的辅助治疗。不符合该患儿诊断。应用为外用漱口。

3. 克感利咽口服液为中成药。根据《北京地区基层医疗机构中成药处方点评共识报告（2018 版）》，中医、中医全科、中西医结合类别的医师在开具中成药时，处方诊断应体现中医病证分型。

【干预建议】 1. 停用西替利嗪，或增加相关诊断。

2. 康复新液改为外用漱口。

3. 增加中医诊断。

 案例5

【处方描述】

性别：男 年龄：4 岁 体重：16.8kg

临床诊断：急性腮腺炎；急性上呼吸道感染

处方内容：

盐酸丙卡特罗口服溶液	4ml, po, bid
头孢丙烯干混悬剂	0.125g, po, q12h
氨溴特罗口服液	6ml, po, bid

【处方问题】 1. 重复给药（氨溴特罗口服液与盐酸丙卡特罗口服溶液）。

2. 适应证不适宜（头孢丙烯干混悬剂）。

3. 用法、用量不适宜（氨溴特罗口服液）。

【处方分析】 1. 氨溴特罗中含有克仑特罗，与盐酸丙卡特罗口服溶液均为 β_2 受体激动剂，属于重复用药。

2. 根据《抗菌药物临床应用指导原则（2015 年版）》，急性上呼吸道感染是最常见的社区获得性感染，多由鼻病毒、冠状病毒、流感病毒、副流感病毒、腺病毒所致，有时也由肠道病毒所致，病程多为自限性，一般不需要使用抗菌药物。该患儿无细菌感染相关诊断如化脓性腮腺炎、化脓性扁桃体炎等，无使用抗菌药物指征。

3. 根据说明书，氨溴特罗口服液用于 4 岁，16~22kg 患儿，剂量为 10ml，bid。

【干预建议】 1. 停用丙卡特罗及头孢丙烯。

2. 氨溴特罗口服液剂量改为 10ml，bid。

案例6

【处方描述】

性别：女　年龄：4岁　体重：14kg

临床诊断：阻塞性腮腺炎

处方内容：

小儿豉翘清热颗粒	2g，po，bid
头孢地尼分散片	100mg，po，prn

【处方问题】　1. 适应证不适宜（头孢地尼分散片）。

2. 用法、用量不适宜（小儿豉翘清热颗粒）。

3. 其他用药不适宜情况：中成药无中医诊断。

【处方分析】　1. 根据《抗菌药物临床应用指导原则（2015年版）》，诊断为细菌性感染者方有指征应用抗菌药物治疗。根据患者的症状、体征、实验室检查或放射、超声等影像学结果，诊断为细菌、真菌感染者方有指征应用抗菌药物；由结核分枝杆菌、非结核分枝杆菌、支原体、衣原体、螺旋体、立克次体及部分原虫等病原微生物所致的感染亦有指征应用抗菌药物。缺乏细菌及上述病原微生物感染的临床或实验室证据，诊断不能成立者，以及病毒性感染者，均无应用抗菌药物指征。患儿诊断为阻塞性腮腺炎，非化脓性腮腺炎，无使用抗菌药物指征。

2. 头孢地尼分散片说明书中推荐剂量为每日9~18mg（效价）/kg，分3次口服，该患儿应使用42~84mg，q8h。作为时间依赖性抗菌药物应规范服药频次而非必要时服。小儿豉翘清热颗粒说明书中的用法、用量为4~6岁，一次3~4g，本处方剂量偏小。

3. 小儿豉翘清热颗粒为中成药。根据《北京地区基层医疗机构中成药处方点评共识报告（2018版）》，中医、中医全科、中西医结合类别的医师在开具中成药时，处方诊断应体现中医病证分型。

【干预建议】　1. 停用头孢地尼，或者明确细菌感染。

2. 如有明确头孢地尼使用指征，头孢地尼剂量调整为42~84mg，q8h；小儿豉翘清热颗粒剂量应为每次3~4g。

3. 增加中医诊断。

 案例7

【处方描述】

性别：男　年龄：7岁　体重：23.5kg

临床诊断：化脓性腮腺炎

处方内容：

头孢丙烯干混悬剂	0.25g，po，qd
康复新液	10ml，po，tid
蒲地蓝消炎口服液	5ml，iv. drip，tid

【处方问题】 1. 用法用量不适宜（头孢丙烯干混悬剂）。

2. 用药途径不适宜（蒲地蓝消炎口服液、康复新液）。

【处方分析】 1. 化脓性腮腺炎多数由细菌感染引起。社区感染的主要病原菌为金黄色葡萄球菌、化脓性链球菌和口腔厌氧菌，头孢丙烯可覆盖金黄色葡萄球菌、化脓性链球菌，适合治疗敏感菌引起的轻、中度感染。说明书中2~12岁儿童皮肤软组织感染，剂量为20mg/kg，每日1次。也可以分两次服用。

2. 康复新液口服用于瘀血阻滞，胃痛出血，胃、十二指肠溃疡；以及阴虚肺痨，肺结核的辅助治疗。外用于金疮、外伤、溃疡、瘘管、烧伤、烫伤、压疮之创面。腮腺炎患者建议外用，用医用纱布浸透药液后敷患处，感染创面先清创后再用本品冲洗，并用浸透本品的纱布填塞或敷用。

3. 蒲地蓝消炎口服液的给药途径不正确，应为口服给药。

【干预建议】 1. 头孢丙烯用法用量改为0.5g，po，qd或0.25g，po，bid。

2. 康复新液用药途径改为外用湿敷。

3. 蒲地蓝消炎口服液的用药途径改为口服。

 案例8

【处方描述】

性别：女　年龄：5岁　体重：23kg

临床诊断：化脓性腮腺炎；外耳道炎

处方内容：

盐酸西替利嗪糖浆	2.5ml，po，bid
阿莫西林克拉维酸钾分散片	228.5mg，po，bid

【处方问题】 无适应证用药（盐酸西替利嗪糖浆）。

【处方分析】 盐酸西替利嗪为 H_1 受体拮抗剂，适用于治疗季节性或常年性过敏性鼻炎，以及由过敏原引起的荨麻疹及皮肤瘙痒。用于该患者属于无适应证用药。

【干预建议】 该患者无需使用盐酸西替利嗪治疗。

 案例9

【处方描述】

性别：女　年龄：4岁　体重：12.5kg

临床诊断：化脓性腮腺炎

处方内容：

0.9%氯化钠注射液	100ml, iv. drip, qd
注射用头孢呋辛钠	0.6g, iv. drip, qd

【处方问题】　用药频次不适宜。

【处方分析】　化脓性腮腺炎多数由细菌感染引起，社区感染的主要病原菌为金黄色葡萄球菌、化脓性链球菌和口腔厌氧菌，头孢呋辛可覆盖金黄色葡萄球菌、化脓性链球菌，适合治疗敏感菌引起的轻、中度感染。头孢呋辛为时间依赖型抗菌药物，用法、用量应为 50mg/kg，q8h。本处方每天 1 次给药，体内不能达到有效抗菌浓度，增加耐药风险。若门诊病人每天 3 次静滴不方便可以序贯给药。

【干预建议】　增加口服药处方。头孢呋辛片，每日 2 次，每次 0.5g（2片）。点滴后 8 小时起服，每次相隔 8 小时。

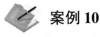

案例 10

【处方描述】

性别：女　年龄：7 岁　体重：20kg

临床诊断：化脓性腮腺炎

处方内容：

头孢丙烯干混悬剂	0.25g, iv. drip, bid
蒲地蓝消炎口服液	10ml, iv. drip, tid

【处方问题】　1. 药品用法用量不适宜（蒲地蓝消炎口服液）。

2. 药品给药途径不适宜（头孢丙烯干混悬剂、蒲地蓝消炎口服液）。

【处方分析】　1. 根据《中成药临床应用指导原则（2010 版）》，中成药药品说明书中如果没有儿童剂量，3 岁以下给予成人量的四分之一，3～5 岁给予成人量的三分之一，5～10 岁给予成人量的二分之一，10 岁以上与成人量相差不大即可。本处方中蒲地蓝消炎口服液给予成人剂量，剂量过大。

2. 两个药品的给药途径有误，应为口服给药。

【干预建议】　1. 将蒲地蓝消炎口服液用法用量改为每日 3 次，每次 5ml 口服。

2. 头孢丙烯干混悬剂、蒲地蓝消炎口服液的给药途径改为口服给药。

四、婴儿肝炎综合征

（一）疾病简介

婴儿肝炎综合征（infantile hepatitis syndrome）是指一组于婴儿期（包括新生

儿期）起病、具有肝细胞性黄疸、肝病理体征（肝大、质地异常）和肝功能损伤（主要为血清谷丙转氨酶升高）的临床症候群。

1. 病因 病因复杂，主要有宫内感染和围生期感染、先天性遗传代谢病、肝内胆管发育异常等，由环境、遗传等因素单独或共同造成病变。

（1）感染 包括肝的原发性感染和全身感染累及肝。临床上所谓的 TORCH 综合征包括了主要的感染病原，即弓形虫、风疹病毒、巨细胞病毒、单纯疱疹病毒以及嗜肝病毒、EB 病毒、柯萨奇病毒 B 组、艾柯病毒、腺病毒等。细菌感染如金黄色葡萄球菌、大肠埃希菌、沙门菌、厌氧菌、肺炎球菌、链球菌等，以及一些条件致病菌，往往在全身感染时累及肝。近年来梅毒螺旋体引起肝炎综合征的病例有所增加，人类免疫缺陷病毒等母婴传播引起的肝炎综合征亦应引起注意。

（2）先天性代谢异常 先天性代谢异常可以累及肝，但只有少数人会引起严重的、持续的肝损害。一般来说，有代谢性累积病变都伴有显著的肝大，而有肝损伤者往往为中等度肝大。

1）糖类代谢异常：如遗传性果糖不耐受症、半乳糖血症、糖原贮积症等。其中婴儿肝炎综合征相关的糖原贮积症主要有 Ⅰ、Ⅲ、Ⅳ 型。

2）氨基酸及蛋白质代谢异常：酶缺陷使正常代谢途径发生阻滞，其中遗传性酪氨酸血症等可以造成持续性肝损伤。

3）脂质代谢异常：是一组遗传性疾病，由于类脂质代谢过程中某些酶的遗传性缺陷，使得原本能被该酶分解的某些类脂质沉积在单核 – 巨噬细胞系统及其他组织内，呈现充脂性组织细胞增殖。如戈谢病、尼曼 – 匹克病、酸性脂酶缺乏症等。

4）胆汁酸代谢异常：如进行性家族性肝内胆汁淤积症（PFIC）、肝动脉发育不良、Zellweger's 综合征（脑 – 肝 – 肾综合征）等。

5）抗胰蛋白酶缺乏症：是由于抗胰蛋白酶缺乏，中和白细胞弹性蛋白凝固酶等抗蛋白酶作用减弱，使自体组织遭到破坏而致病。可造成肝细胞损伤、汇管区纤维化伴胆管增生以及胆管发育不良等类型改变。

（3）先天性胆道闭锁、胆管扩张和肝内胆管发育不良

1）先天性胆道闭锁：是发生于胎儿后期、生后早期及新生儿期的一种进行性病变，由于某种原因导致肝内和肝外胆管的阻塞，使胆汁排泄的通道梗阻，并逐步形成不同程度的胆道闭锁。多数学者认为，围生期感染（特别是病毒感染）所致的炎症病变是导致本病的重要因素，因胆道炎症原因造成先天性胆道闭锁的约占80%，而因先天性胆管发育不良造成胆道闭锁者仅占10%。

2）先天性胆管扩张症：又称先天性胆总管囊肿，是一种由于多种因素参与的先天性发育畸形。胚胎时期胰、胆分化异常，胆总管和胰管未能正常分离，胰

液返流入胆管，胆总管远端狭窄，管道内压力增高，Oddi 括约肌神经 - 肌肉功能失调，是本病的综合致病因素。

3）Caroli 病：又称先天性肝内胆管扩张症，为常染色体隐性遗传。以男性多见，一般以复发性胆管炎为主要特点，可伴有先天性肝纤维化、肝外胆管扩张或其他纤维囊性病。

（4）其他 包括肝内占位病变及累及肝的全身恶性疾病等。部分病例病因不明。

2. 临床表现 多在生后 1 ~ 2 个月起病，由于影响的脏器多，临床表现很复杂。主要表现为黄疸。往往因为生理性黄疸持续不退或退而复现前来就诊。

（1）主要表现

1）黄疸：常为婴儿肺炎综合征的首发症状，多于 3 个月内发生。可与新生儿生理性黄疸重叠或间隔再现。注意询问黄疸出现时间、演变情况；大小便颜色及动态变化有助于临床分型和鉴别诊断。

2）肝大：超过相应各年龄组正常上限或质地改变。

3）脾大：常见于肝、脾同时受累的疾病，如 CMV、风疹病毒和弓形虫感染；糖原贮积病Ⅳ期；溶酶体累积病等。或继发于肝硬化。

（2）一般表现

1）消化道症状：食欲异常、恶心、呕吐、腹胀、腹泻等。

2）营养障碍：体重不增或增重不理想。甚至营养不良（由于吸收不良，肝合成、利用减少，摄入不足或继发感染时消耗增多）。

3）脂溶性维生素缺乏（胆汁淤积所致）：佝偻病较为常见，还可见维生素 K 依赖性凝血因子缺乏症。

4）贫血：铁缺乏；维生素 E 缺乏和感染因素致免疫性损害导致溶血。

（3）伴随症状

1）神经系统损害：如智力低下、肌张力降低、肢体瘫痪、惊厥等。可见于先天性巨细胞病毒、风疹病毒感染和先天性弓形虫病；新生儿单纯疱疹病毒感染；代谢障碍性疾病，如半乳糖血症、尼曼 - 匹克病、戈谢病等。

2）先天畸形：见于先天性感染。

3）眼部病变：白内障，见于半乳糖血症、先天性风疹视。网膜病，见于先天性巨细胞病毒、风疹病毒感染和弓形虫病。

4）生化代谢紊乱：如低血糖、乳酸中毒、高脂血症（糖代谢异常）；阴离子间隙增宽及代谢性酸中毒（氨基酸和脂肪酸代谢异常等）。

（4）临床分型

1）肝炎型：肝损害为主，黄疸前期症状不明显。

2）淤胆型：皮肤、巩膜黄疸较深，尿色深，而大便色浅或陶土色，形成明显反差。

3）重症型：若出现肝性脑病、出血倾向、腹水等严重肝损害表现者，称为重症型。

（二）指南推荐的治疗方案

1. 一般治疗　应补充维生素 A、维生素 D、维生素 E、维生素 K，对于淤胆型者更有必要。

2. 对症治疗

（1）利胆退黄　①苯巴比妥口服具有改善与提高酶活力，促进胆汁排泄作用，早期可用。②可以用中药利胆治疗，如茵栀黄、消炎利胆片。③静脉滴注，如苦参碱、丁二磺酸腺苷蛋氨酸肠溶片。

（2）护肝　改善肝细胞功能。①三磷腺苷、辅酶Ⅰ有保护肝细胞、促进肝细胞新陈代谢的作用，也可辅以 B 族维生素及维生素 C。②促进肝细胞增生的肝细胞生长因子。③保肝解毒的葡醛内酯，促进肝解毒与合成功能的还原型谷胱甘肽。④降酶作用显著，有联苯双酯、百赛诺。

（3）其他处理　①低蛋白血症时可用白蛋白制剂。②凝血因子缺乏时可用维生素 K_1 或凝血酶原复合物。③有丙种球蛋白低下及反复感染时可用 IVIG。④可应用维生素 D 制剂和钙剂治疗低血钙惊厥和佝偻病。⑤有感染时可适当选用抗生素。⑥泼尼松 2mg/(kg·d) 对部分病例有一定疗效，在症状明显好转后逐步减量，其作用可能在消除肝细胞肿胀、减轻黄疸，并延迟肝组织的纤维化等方面。疗程按临床情况而定，一般应用 4～8 周。

3. 对因治疗　比较困难，对病毒感染所致者，常缺乏特殊药物。

（1）若为巨细胞病毒感染，如符合抗病毒治疗适应证，可用更昔洛韦治疗，方法为二期疗法。①诱导治疗：更昔洛韦 5mg/kg（静脉滴注时间 >1 小时），每 12 小时 1 次，持续 2～3 周。②维持治疗：更昔洛韦 5mg/kg，每天 1 次，连续 5～7 天，总疗程 3～4 周。若诱导治疗 3 周病毒学检查显示无效，应考虑耐药毒株感染或继发耐药；维持阶段若疾病进展，可考虑再次诱导治疗。

（2）某些遗传性代谢缺陷病，如半乳糖血症，应停用乳类，改用豆浆、米粉等喂养，并辅以维生素、脂肪等营养必需物质；酪氨酸血症给予低苯丙氨酸、低酪氨酸饮食。

（3）对于胆道闭锁，手术治疗是首选。到肝硬化阶段，肝移植是本病的根治方法。

（三）处方审核案例分析

 案例 1

【处方描述】

性别：男　年龄：6 个月 13 天　体重：7kg

临床诊断：β-地中海贫血；婴儿肝炎综合征

处方内容：

葡醛内酯片	0.05g, po, tid
肌苷片	0.1g, po, tid
蛋白琥珀酸铁口服液	5ml, po, bid

【处方问题】　无适应证用药（蛋白琥珀酸铁口服液）。

【处方分析】　中间型 β-地中海贫血采用不定期输血，而定期输血是治疗重型 β-地中海贫血的重要方法之一，反复输血使大量的铁在组织贮存，导致含铁血黄素沉着症，对于 β-地中海贫血的治疗应该进行祛铁治疗而不是补铁治疗。

【干预建议】　停用蛋白琥珀酸铁口服液。

 案例 2

【处方描述】

性别：男　年龄：1 岁 6 个月　体重：10kg

临床诊断：肝功能不全；婴儿肝炎综合征

处方诊断：

复方甘草酸苷片	12.5mg, po, qd
联苯双酯滴丸	3mg, po, qd

【处方问题】　1. 用法不适宜（复方甘草酸苷片）。

2. 用量不适宜（联苯双酯滴丸）。

【处方分析】　1. 复方甘草酸苷片说明书的用法为一日 3 次，处方中 qd 用法不适宜。

2. 联苯双酯滴丸说明书的用法用量为：儿童口服 0.5mg/kg，一日 3 次，患儿体重 10kg，剂量应为每次 5mg，处方中用量偏小。

【干预建议】　1. 复方甘草酸苷片的频次更改为一日 3 次。

2. 联苯双酯滴丸的用法用量更改为 5mg，一日 3 次。

案例 3

【处方描述】

性别：女　年龄：3 个月 8 天　体重：5kg

临床诊断：高钾血症；婴儿肝炎综合征

处方内容：

骨化三醇胶丸	0.25μg,	po, qd
熊去氧胆酸胶囊	25mg,	po, bid
碳酸氢钠片	0.25g,	po, tid

【处方问题】　1. 药品遴选不适宜（碳酸氢钠片）。

2. 无适应证用药（骨化三醇胶丸）。

【处方分析】　1. 对于 6 岁以下小儿一般不用碳酸氢钠作制酸药，因小儿对腹部症状不易叙述清楚，而容易将碳酸氢钠片导致的腹胀腹痛等与其他腹部疾病混淆。且碳酸氢钠仅临时使细胞外钾进入细胞内，总钾含量并未改变，因此使用碳酸氢钠的同时还需要给予排钾治疗。

2. 骨化三醇胶丸的适应证是骨质疏松、甲状腺功能低下、佝偻病等，并无治疗肝炎相关适应证。

【干预建议】　1. 停用碳酸氢钠，根据患儿情况进行治疗，可选用胰岛素 + 葡萄糖进行排钾治疗，如必须使用碳酸氢钠，需增加排钾治疗。

2. 停用骨化三醇胶丸。

 案例 4

【处方描述】

性别：男　年龄：7 个月 1 天　体重：9kg

临床诊断：急性喘息性支气管炎；婴儿肝炎综合征

处方内容：

百咳宁颗粒	0.8g,	po, qd
小儿葫芦散	0.3g,	po, qd
氨溴特罗口服液	2.5ml,	po, bid

【处方问题】　1. 用法用量不适宜（百咳宁颗粒、小儿葫芦散）。

2. 遴选药品不适宜。

【处方分析】　1. 百咳宁颗粒用法用量为 1 岁以内每次 1 袋（0.8g），一日 3 次，该处方频次不足。

2. 小儿葫芦散 1 周岁以内的用法用量为一次 0.15g，每日 1～2 次，该处方单次用量超量。

3. 患儿为婴儿肝炎综合征，肝功能可能存在一定问题，该处方中使用了多种复方制剂，容易造成患儿肝脏负担加重。

【干预建议】 1. 调整百咳宁颗粒、小儿葫芦散的用法用量。

2. 建议根据症状尽量使用单方制剂，必要时根据肝功能调整剂量。

 案例 5

【处方描述】

性别：女　年龄：2 个月 26 天　体重：5.4kg

临床诊断：急性上呼吸道感染；贫血；新生儿腹胀；婴儿肝炎综合征

处方内容：

熊去氧胆酸胶囊	75mg，po，qd
头孢克洛干混悬剂	0.04g，po，bid
复方甘草酸苷片	12.5mg，po，tid
骨化三醇胶丸	0.25μg，塞阴道，qd

【处方问题】 1. 无指征使用抗菌药物（头孢克洛干混悬剂）。

2. 用药途径不适宜（骨化三醇胶丸）。

3. 无适应证用药（骨化三醇胶丸）。

4. 剂量不适宜（熊去氧胆酸胶囊）。

【处方分析】 1. 急性上呼吸道感染大多由病毒引起，无使用抗菌药物头孢克洛的指征。

2. 骨化三醇胶丸为口服药，无塞阴道这种用药途径，且患儿为 2 个月 26 天的婴儿，不宜使用塞阴道这种给药方式。

3. 骨化三醇胶丸的适应证是骨质疏松、甲状腺功能低下、佝偻病等，并无治疗肝炎相关适应证。

4. 熊去氧胆酸胶囊成人剂量为 8～10mg/kg，一日 1 次，对于 5.4kg 的患儿来说，75mg/d 的剂量过大。

【干预建议】 1. 停用头孢克洛，或补充相关细菌感染的证据。

2. 停用骨化三醇胶丸。

3. 调整熊去氧胆酸剂量。

 案例 6

【处方描述】

性别：男　年龄：8 个月 6 天　体重：11kg

临床诊断：急性上呼吸道感染；婴儿肝炎综合征

处方内容：

小儿豉翘清热颗粒	1g，po，tid
氨酚麻美干混悬剂	45mg，po，tid

【处方问题】 药品遴选不适宜（氨酚麻美干混悬剂）。

【处方分析】 肝肾功能不全者需慎用氨酚麻美干混悬剂，且氨酚麻美干混悬剂为多种药物的复方制剂。患儿为婴儿肝炎综合征患者，肝功能不全的可能较大，多种药物同时服用会加重肝脏负担。小儿豉翘清热颗粒有小儿风热感冒、发热咳嗽、鼻塞流涕、咽红肿痛等适应证，建议如需退热使用单方布洛芬。

【干预建议】 建议将氨酚麻美干混悬剂改为布洛芬滴剂。

案例7

【处方描述】

性别：男　年龄：3个月20天　体重：4kg

临床诊断：巨细胞病毒病；听力损失；婴儿肝炎综合征

处方内容：

消炎利胆片	0.5片，po，tid
骨化三醇胶丸	0.25μg，po，qd
复方甘草酸苷片	12.5mg，po，tid
熊去氧胆酸胶囊	60mg，po，qd

【处方问题】 1. 无适应证用药（骨化三醇胶丸）。

2. 重复用药（消炎利胆片、熊去氧胆酸胶囊）。

【处方分析】 1. 骨化三醇胶丸的适应证是骨质疏松、甲状腺功能低下、佝偻病等，并无治疗肝炎相关适应证。

2. 若婴儿肝炎综合征由病毒引起，应使用相应的抗病毒药物进行对因的治疗，而不仅是对症治疗。

3. 熊去氧胆酸胶囊与消炎利胆片均有利胆作用，患儿患有婴儿肝炎综合征，有较大可能性肝功能受到损害，重复使用有相同作用的药物，可能会加重肝脏负担。

【干预建议】 1. 停用骨化三醇胶丸。

2. 停用消炎利胆片或熊去氧胆酸胶囊中的任一种药物。

3. 建议加用抗病毒药物如更昔洛韦。

案例 8

【处方描述】

性别：女　年龄：2个月21天　体重：6.5kg

临床诊断：巨细胞病毒病；婴儿肝炎综合征

处方内容：

肌苷片	0.1g，po，tid	
复方甘草酸苷片	12.5mg，po，tid	
熊去氧胆酸胶囊	75mg，po，qd	

【处方问题】 剂量不适宜（熊去氧胆酸胶囊）。

【处方分析】 熊去氧胆酸胶囊成人剂量为 8～10mg/kg，一日 1 次，对于 6.5kg 的患儿来说，75mg/d 的剂量过大。

【干预建议】 调整熊去氧胆酸剂量。

案例 9

【处方描述】

性别：女　年龄：2个月24天　体重：5.6kg

临床诊断：婴儿肝炎综合征

处方内容：

熊去氧胆酸胶囊	75mg，po，bid	
葡醛内酯片	0.05g，po，tid	
复方甘草酸苷片	12.5mg，po，tid	
茵栀黄口服液	5ml，po，tid	

【处方问题】 1. 重复用药（熊去氧胆酸胶囊、茵栀黄口服液）。

2. 剂量不适宜（熊去氧胆酸胶囊）。

【处方分析】 1. 熊去氧胆酸胶囊与茵栀黄口服液均有利胆作用，患儿患有婴儿肝炎综合征，有较大可能为肝功能受到损害，重复使用有相同作用的药物，可能会加重肝脏负担。

2. 熊去氧胆酸胶囊成人剂量为 8～10mg/kg，一日 1 次，对于 5.6kg 的患儿来说，每次 75mg，一日 2 次的剂量过大。

【干预建议】 1. 停用茵栀黄口服液或熊去氧胆酸胶囊。

2. 熊去氧胆酸胶囊剂量需调整。

案例 10

【处方描述】

性别：女　年龄：2 个月　体重：4.3kg

临床诊断：婴儿肝炎综合征

处方内容：

五维赖氨酸颗粒	5g，po，tid
左卡尼汀口服溶液	5ml，po，bid
三维 B 片	1 片，po，tid
叶酸片	5mg，po，qd
辅酶 Q_{10} 片	10mg，po，qd
蛋白琥珀酸铁口服溶液	6ml，po，qd

【处方问题】　1. 用法不适宜（五维赖氨酸颗粒、左卡尼汀口服溶液、蛋白琥珀酸铁口服溶液、三维 B 片）。

2. 无适应证用药（叶酸片）。

3. 处方开具药品数超出规定。

【处方分析】　1. 五维赖氨酸颗粒用法用量为 1 岁以下，一次 1 包，一日 1 次，该处方超剂量用药；左卡尼汀口服溶液儿童起始剂量为 50mg/kg，通常剂量为 50～100mg/kg，该处方 5ml（0.5g），一日 2 次的用法剂量偏大；蛋白琥珀酸铁口服溶液儿童每日剂量为 1.5ml/kg，分两次于饭前服用，该处方中蛋白琥珀酸铁的用法可改为 3ml，bid，饭前服；三维 B 片一次 1～2 片，一日 3 次的用法为成人用法，婴儿应酌减。

2. 叶酸片适应证是各种原因引起的叶酸缺乏；蛋白琥珀酸铁口服溶液适应证是缺铁性贫血的治疗；诊断中无符合以上药物适应证。

3.《处方管理办法》规定每张处方开具药物不能超过 5 种，该处方开具药品数量超出规定。

【干预建议】　1. 明确适应证再开具叶酸片、蛋白琥珀酸铁等药。

2. 调整五维赖氨酸颗粒、左卡尼汀口服溶液、三维 B 片等剂量。

3. 单张处方开具药品数不应超过 5 种。

 案例 11

【处方描述】

性别：男　年龄：3 个月 9 天　体重：3.35kg

临床诊断：婴儿肝炎综合征

处方内容：

复方甘草酸苷片	12.5mg，po，tid	
骨化三醇胶丸	0.25μg，po，qd	
熊去氧胆酸胶囊	50mg，po，qd	
茵栀黄口服液	5ml，po，tid	

【处方问题】　1. 无适应证用药（骨化三醇胶丸）。

2. 重复用药（熊去氧胆酸胶囊、茵栀黄口服液）。

【处方分析】　1. 骨化三醇胶丸的适应证是骨质疏松、甲状腺功能低下、佝偻病等，并无治疗肝炎相关适应证。

2. 熊去氧胆酸胶囊与茵栀黄口服液均有利胆作用，患儿患有婴儿肝炎综合征，有较大可能性肝功能受到损害，重复使用有相同作用的药物，可能会加重肝脏负担。

【干预建议】　1. 停用骨化三醇胶丸或补充诊断。

2. 停用熊去氧胆酸胶囊或茵栀黄口服液。

五、轮状病毒性肠炎

(一) 疾病简介

轮状病毒性肠炎是由轮状病毒所致的急性消化道传染病。病原体主要通过消化道传播，主要发生在婴幼儿，常由 A 组轮状病毒引起，发病高峰在秋季，故名婴儿秋季腹泻。B 组轮状病毒可引起成人腹泻。

轮状病毒是借由粪 - 口途径传染的，其会感染与小肠连结的肠黏膜细胞 (enterocyte) 并且产生肠毒素 (enterotoxin)，肠毒素会引起肠胃炎，导致严重的腹泻，有时候甚至会因为脱水而导致死亡。

临床表现：潜伏期通常为 2 ~ 3 天。起病急，腹泻，大便为黄稀便、水样或蛋花汤样，每天可达 10 余次，往往伴有呕吐，呕吐先于腹泻出现，伴或不伴发热。严重者可出现水、电解质紊乱。

临床特点：①秋冬季、群体发病；②年龄小于 2 岁的婴幼儿；③大量水样便不含脓血及黏液，有时呈白色米汤样或蛋花汤样便；④易引起脱水、酸中毒和电解质紊乱；⑤病程具有自限性，自然病程 7 ~ 10 天，少数因消化功能紊乱未恢复者可较长；⑥伴呼吸道感染症状。

(二) 指南推荐的治疗方案

1. 补液疗法　对轮状病毒常常采取两种补液方式，分别为静脉注射、口服补液。口服补液对病毒所引起轻、中度脱水效果较好，而针对临床上重度脱水患者则需要采取静脉注射补充水和电解质。在口服补液治疗基础上并予以药物治疗干预，一方面能够有效防止电解质紊乱；另一方面能够抑制病毒增殖，从而起到缩短病程，减轻症状作用。对轮状病毒相关治疗现无特效药物，但一些药物证实存在抗体外轮状病毒作用，在临床应用过程中能缓解患儿腹泻症状。

2. 微生态疗法 补充机体肠道中有益微生物，对肠道微生态平衡起到一定调整作用，能恢复肠道正常菌群生态平衡，起到一定生物屏障作用，同时达到治疗疾病作用，有效抵御病毒侵袭以及定植，对病毒所引起菌群失调起着改善作用，有利于疾病恢复。微生态制剂适用于曾滥用过抗生素和迁延性轮状病毒性肠炎，伴明显肠道菌群紊乱的患儿，以活性双歧杆菌制剂为优选，其即时止泻效果并不好，不宜作为常规应用。

3. 抗病毒治疗 临床常用药物主要为广谱抗病毒药物，如更昔洛韦、利巴韦林。但由于该类药物具有一定毒性，因此用药过后极易产生不良反应，应限制临床进一步应用。患儿起病 48 小时内应用更昔洛韦治疗轮状病毒性肠炎，仅需要治疗 1～2 天，临床疗效明显。但后期会引起外周血白细胞以及血小板下降等不良反应，因此临床应用需谨慎。高热、症状严重者可考虑应用干扰素，可阻断病毒复制，增强机体自身免疫系统的防卫能力，缩短病程。不同抗病毒药物使用效果不同，且会存在不同的不良反应，临床在使用时应谨慎。

抗生素对病毒性腹泻无效，轮状病毒性肠炎时禁止滥用抗生素。

（三）处方审核案例分析

案例 1

【处方描述】

性别：男　年龄：11 个月　体重：10kg

临床诊断：急性支气管炎；轮状病毒性肠炎

处方内容：

布洛芬混悬滴剂	1.25ml，po，prn
磷酸铝凝胶	8g，po，bid
口服补液盐Ⅲ	1 袋，po，少量多次
维生素 B_6 注射液	25mg，iv. drip，qd
0.9%氯化钠注射液	150ml，iv. drip，qd
5%葡萄糖注射液	50ml，iv. drip，qd

【处方问题】 1. 适应证不适宜（磷酸铝凝胶）。

2. 遴选药品不适宜（维生素 B_6 注射液）。

3. 用法不适宜（维生素 B_6 注射液）。

【处方分析】　1. 磷酸铝凝胶是抗酸药，用于缓解胃酸过多引起的反酸症状，不能用于缓解本病例中轮状病毒性肠炎所致的恶心和呕吐症状。

2. 维生素 B_6 可用于妊娠、放射病及抗癌药所致的呕吐，较少用于儿童急性胃肠炎所致的呕吐。根据国外指南，不建议使用止吐药作为儿童急性病毒性胃肠炎的常规治疗药物，除非患儿存在轻至中度脱水且持续呕吐妨碍了口服补液盐补充，可以考虑使用昂丹司琼，但不推荐将昂丹司琼用于 4 岁以下的儿童，还需要更多的安全性信息。因此，如果患儿持续呕吐影响口服补液盐补充，可以采用静脉补液。

3. 维生素 B_6 注射液的说明书用法是皮下注射、肌内或静脉注射，处方中静脉滴注用法不适宜。

【干预建议】　不建议使用磷酸铝凝胶、维生素 B_6 注射液，如患儿呕吐严重影响口服补液盐补充，建议采用静脉补液。

 案例 2

【处方描述】

性别：男　年龄：1 岁 6 个月　体重：10.5kg

临床诊断：发热；腹泻；轮状病毒性肠炎

处方内容：

布拉氏酵母菌散剂	250mg，po，bid
蒙脱石散剂	3g，po，tid
葡萄糖电解质泡腾片	1 片，po，q4h
口服补液盐Ⅲ	1 袋，po，少量多次
头孢克洛干混悬剂	0.125g，po，tid

【处方问题】　1. 重复用药（葡萄糖电解质泡腾片、口服补液盐Ⅲ）。

2. 适应证不适宜（头孢克洛干混悬剂）。

【处方分析】　1. 根据《中国儿童急性感染性腹泻病临床实践指南》，无论何种病因所致的急性感染性腹泻，治疗方法主要为补液治疗（口服补液盐、静脉补液）以预防和治疗水电解质紊乱及酸碱失衡。葡萄糖电解质泡腾片为复方制剂，其每片主要组分为：无水葡萄糖 1.62g，氯化钠 0.117g，氯化钾 0.186g，无水枸橼酸钠 0.384g 和碳酸氢钠 0.336g；口服补液盐Ⅲ每袋含氯化钠 0.65g，枸橼酸钠 0.725g，氯化钾 0.375g 和无水葡萄糖 3.375g。两种药品组分相近，属于重复用药。

2. 急性病毒性胃肠炎通常呈自限性，目前没有特异性抗病毒药物，一般给予支持治疗。处方中选用抗菌药物头孢克洛并不适用于本病例的轮状病毒性肠炎。

【干预建议】 1. 建议葡萄糖电解质泡腾片、口服补液盐Ⅲ二选一。

2. 不建议使用头孢克洛干混悬剂。

案例3

【处方描述】

性别：女　年龄：1岁4个月　体重：8.8kg

临床诊断：腹痛；轮状病毒性肠炎

处方内容：

开塞露	10ml,	外用, prn
赖氨葡锌颗粒	0.5袋,	po, bid
小儿腹泻贴	1贴,	外用, qd

【处方问题】 1. 无适应证用药（开塞露）。

2. 用量不适宜（赖氨葡锌颗粒）。

【处方分析】 1. 开塞露用于便秘，该处方诊断为腹泻、轮状病毒性肠炎，开具开塞露属于无适应证用药。

2. 根据《中国儿童急性感染性腹泻病临床实践指南》，由于急性腹泻时大便丢失锌增加、负锌平衡、组织锌减少，补锌治疗有助于改善急性腹泻病和慢性腹泻病患儿的临床预后，减少腹泻病复发。推荐急性感染腹泻病患儿进食后即予以补锌治疗，小于6个月的患儿，每天补充元素锌10mg；大于6个月的患儿，每天补充元素锌20mg，共10~14天。赖氨葡锌颗粒每袋含盐酸赖氨酸125mg与葡萄糖酸锌35mg（相当于锌5mg），说明书中1~10岁儿童用量为一日2袋。因此，处方中赖氨葡锌颗粒剂量不足。

【干预建议】 1. 不建议使用开塞露。

2. 调整赖氨葡锌颗粒剂量为1~2袋，bid。

案例4

【处方描述】

性别：男　年龄：1岁7个月　体重：10kg

临床诊断：急性支气管炎；轮状病毒性肠炎

处方内容：

金振口服液	5ml,	po, tid

磷酸奥司他韦胶囊	30mg，po，bid
盐酸丙卡特罗颗粒	12.5μg，po，bid
口服补液盐Ⅲ	1袋，po，少量多次
蒙脱石散剂	3g，po，tid

【处方问题】　1. 适应证不适宜（磷酸奥司他韦胶囊）。

2. 使用中成药无中医诊断。

【处方分析】　1. 奥司他韦主要用于治疗甲型和乙型流感，与本病例诊断急性支气管炎、轮状病毒性肠炎不符。

2. 金振口服液为中成药，用于小儿急性支气管炎。符合痰热咳嗽者，风寒咳嗽忌服。根据《北京地区基层医疗机构中成药处方点评共识报告（2018版）》，中医、中医全科、中西医结合类别的医师在开具中成药时，处方诊断应体现中医病证分型。

【干预建议】　1. 不建议使用磷酸奥司他韦胶囊。

2. 如需使用金振口服液，请补充中医诊断。

 案例5

【处方描述】

性别：男　年龄：1岁2个月　体重：10kg

临床诊断：轮状病毒性肠炎

处方内容：

蒙脱石混悬液	10ml，po，tid
口服补液盐Ⅲ	1袋，po，少量多次
酪酸梭菌二联活菌散	500mg，po，bid
消旋卡多曲颗粒	40mg，po，tid

【处方问题】　用量不适宜（消旋卡多曲颗粒）。

【处方分析】　根据《中国儿童急性感染性腹泻病临床实践指南》，消旋卡多曲能明显缩短急性水样腹泻患儿的病程，在最初24小时内能明显地控制腹泻症状，适用于3月龄~10岁患儿急性感染性腹泻。作为口服补液盐的辅助治疗应用，按体重每次服用1.5mg/kg，单日总剂量应不超过6mg/kg。患儿体重10kg，一日用量应不超过60mg，处方中消旋卡多曲一日用量达120mg，用量过大。

【干预建议】　调整消旋卡多曲颗粒剂量为15mg，tid。

案例6

【处方描述】

性别：男　年龄：2岁3个月　体重：13kg

临床诊断：轮状病毒性肠炎

处方内容：

小儿氨酚黄那敏颗粒	0.5g, po, tid
口服补液盐Ⅲ	1袋, po, q4h
硼酸氧化锌冰片软膏	0.33g, 外用, tid
蒙脱石散剂	3g, po, tid
头孢丙烯干混悬剂	0.1g, po, bid

【处方问题】　1. 适应证不适宜（小儿氨酚黄那敏颗粒、头孢丙烯干混悬剂）。

2. 无适应证用药（硼酸氧化锌冰片软膏）。

【处方分析】　1. 急性病毒性胃肠炎通常呈自限性，目前没有特异性抗病毒药物，一般给予支持治疗。此外，益生菌制剂、蒙脱石、消旋卡多曲、含锌制剂等在对症治疗上均有不同程度的疗效。小儿氨酚黄那敏颗粒为复方制剂，用于缓解感冒或流感引起的发热、头痛、鼻塞、流涕等症状，而头孢丙烯干混悬剂为抗菌药物，用于轮状病毒性肠炎均不适宜。

2. 硼酸氧化锌冰片软膏用于湿疹及亚急性皮炎，也可用于浅表创伤、烧伤及褥疮的辅助治疗。该处方中未提及相关的诊断，属无适应证给药。

【干预建议】　不建议使用小儿氨酚黄那敏颗粒、头孢丙烯干混悬剂、硼酸氧化锌冰片软膏。

案例7

【处方描述】

性别：男　年龄：2岁6个月　体重：12kg

临床诊断：轮状病毒性肠炎

处方内容：

西咪替丁注射液	0.1g, iv. drip, qd
5%葡萄糖注射液	100ml, iv. drip, qd
转化糖电解质注射液	250ml, iv. drip, qd

【处方问题】　1. 无适应证用药（西咪替丁注射液）。

2. 适应证不适宜（转化糖电解质注射液）。

【处方分析】　1. 西咪替丁是消化道溃疡用药，主要作用于壁细胞上 H_2 受体，起竞争性抑制组胺作用，抑制基础胃酸分泌，也抑制由食物、组胺胃泌素、咖啡因及胰岛素等刺激所诱发的胃酸分泌。与轮状病毒性肠炎症状不相关，因此属于无适应证用药。

2. 根据《儿童急性感染性腹泻病诊疗规范（2020 年版）》，静脉补液适用于重度脱水及不能耐受口服补液的中度脱水患儿、休克或意识改变、口服补液脱水无改善或程度加重、肠梗阻等患儿。静脉补液的成分、量和滴注持续时间需根据脱水程度和性质决定。常用含碱的糖盐混合溶液为 5% 或 10% 葡萄糖、10% 氯化钠和 5% 碳酸氢钠按一定比例配制。转化糖电解质注射液是一种新型的糖电解质注射液，由等量的葡萄糖及果糖这两种供能糖类以及乳酸钠、氯化钠、氯化钾、氯化镁、磷酸二氢钠等电解质组成，临床上适用于大手术、创伤、肿瘤、感染、烧伤、休克等重症患者的水分、电解质及能量补充。在该病例中使用不适宜。

【干预建议】 1. 不建议使用西咪替丁注射液。

2. 不建议使用转化糖电解质注射液作为静脉补液，应改为含碱的糖盐混合溶液。

 案例 8

【处方描述】

性别：男　年龄：1 岁 4 个月　体重：12.2kg

临床诊断：支气管炎；尿布皮炎；轮状病毒性肠炎

处方内容：

小儿肺热咳喘口服液	7ml，po，tid
小儿腹泻贴	1 贴，外用，qd
0.9% 氯化钠注射液	100ml，iv. drip，qd
注射用头孢唑林钠	0.5g，iv. drip，qd
施保利通片	300mg，po，tid
口服补液盐Ⅲ	1 袋，po，少量多次
康复新液	5ml，外用，tid

【处方问题】 1. 单张门、急诊处方超过五种药品。

2. 无中医诊断使用中成药（小儿肺热咳喘口服液）。

3. 无指征使用抗菌药物（注射用头孢唑林钠）。

4. 用法不适宜（注射用头孢唑林钠）。

【处方分析】 1. 根据《处方管理办法》，单张门、急诊处方不能超过五种药品。对少数患有多种疾病，或个别危重等特殊情况超过五种者，医师应注明原因并再次签名。

2. 小儿肺热咳喘口服液为中成药。根据《北京地区基层医疗机构中成药处方点评共识报告（2018 版)》，中医、中医全科、中西医结合类别的医师在开具中成药时，处方诊断应体现中医病证分型。

3. 该患儿虽然有支气管炎诊断，但并未明确是否细菌感染，因此选用头孢唑林钠属于无指征使用抗菌药物。根据《中国儿童急性感染性腹泻病临床实践指南》，对于病毒性腹泻，抗生素的应用会延长病程，应慎重选用抗菌药物。

4. 头孢唑林钠为时间依赖性抗菌药物，应一日 2~3 次使用，一日一次给药不仅达不到临床疗效，且容易导致细菌耐药。

【干预建议】 1. 如明确需要开具五种以上药品，请医师确认并加签名。

2. 如需使用小儿肺热咳喘口服液，请补充中医诊断。

3. 如无明确细菌感染指征，不建议使用抗菌药物；如有指征，建议增加一次口服抗菌药物（与静脉用抗菌药物同品种或同类)，确保足够血药浓度和时间。

第七章 其他常见疾病处方审核

一、肾病综合征

（一）疾病简介

肾病综合征是指临床表现以尿蛋白≥（+++）或尿蛋白定量>50mg/（kg·d）或晨尿尿蛋白/尿肌酐比值>2，血清白蛋白<30g/L，伴或不伴血清胆固醇>5.72mmol/L，排除继发性肾病综合征、先天性肾病综合征，为特征的一组症候群。

（二）指南推荐的治疗方案

1. 方案的选择

（1）积极控制感染、治疗水肿、抗凝及预防血栓形成等。

（2）首选糖皮质激素治疗。

（3）对于频复发、激素依赖、激素耐药的难治性肾病综合征，可联合免疫抑制剂治疗，包括环磷酰胺、环孢素A、吗替麦考酚酯、他克莫司等。

2. 药物选择治疗　开始于诊断第1天。

（1）水肿的治疗采用利尿治疗。严重水肿或血清白蛋白<15g/L，可输注血白蛋白0.5~1g/kg，辅以静脉输注呋塞米（或选用托拉塞米）。

（2）糖皮质激素治疗分以下两个阶段。

1）诱导缓解阶段：足量泼尼松（泼尼松龙）60mg/（m²·d）或2mg/（kg·d）（按身高的标准体重计算），最大剂量80mg/d，先分次口服，尿蛋白转阴后改为每晨顿服，疗程4周。

2）巩固维持阶段：隔日晨顿服1.5mg/kg或40mg/m²，最大剂量60mg/d，共6周，然后逐渐减量。

（3）难治性肾病综合征的治疗建议先行肾活检病理检查，明确病理类型后选择联合免疫抑制剂治疗，常用药物如下。

1）环磷酰胺（CTX）：口服8周，或静脉冲击疗法，每2周连用2天，或每月1次静注，共6次。

2）环孢素A（CsA）：疗程1~2年。

3）吗替麦考酚酯（MMF）：疗程1~2年。

4）他克莫司剂量：疗程1~2年。

5）甲泼尼龙冲击治疗：3日为一个疗程。

（三）处方审核案例分析

 案例 1

【处方描述】

性别：男　年龄：8 岁　体重：32kg

临床诊断：肾病综合征

处方内容：

维 D 钙咀嚼片	1 片，po，qd
醋酸泼尼松片	25mg，po，qd
碳酸钙 D_3 颗粒	3g，po，qd
谷氨酰胺莫磺酸钠颗粒	660mg，po，qd

【处方问题】　重复给药（维 D 钙咀嚼片、碳酸钙 D_3 颗粒）。

【处方分析】　据研究，肾病综合征患儿可有骨组织学异常，主要由两个过程引起。①维生素 D 结合蛋白随尿液丢失，可导致离子钙和 25 - 羟维生素 D_3 浓度降低。②长期皮质类固醇治疗可导致骨组织学异常。根据上述情况，通常给予患儿钙剂（500mg/d）和维生素 D（2000~4000IU）补充治疗，尤其是明确出现钙和（或）维生素 D 浓度降低时；但目前尚没有数据显示这种治疗有效。用药是否重复，需计算总摄入量后，再进一步判断。按照药品规格计算：维 D 钙咀嚼片，每片含碳酸钙 750mg（相当于钙 300mg），维生素 D_3 100IU（2.5μg）；碳酸钙 D_3 颗粒，每袋含碳酸钙 1.25g（相当于钙 500mg），维生素 D_3 200IU。可见，若同服，则钙补充的日剂量会超标。

【干预建议】　对于长期服用糖皮质激素的患儿，对维生素 D 的需求量为正常儿童的 2~4 倍，虽无明确的具体剂量建议，但应达到血清 25 - OH - $VitD_3$ 值 > 30ng/ml 为佳，建议与医生沟通，注意监测血钙浓度，及时调整剂量，以免发生维生素 D 中毒。再决定是否停用维 D 钙咀嚼片或碳酸钙 D_3 颗粒；或者两种钙剂分单双日，交替服用。

 案例 2

【处方描述】

性别：女　年龄：5 岁　体重：14kg

临床诊断：难治性肾病综合征

处方内容：

金水宝片	0.42g，po，bid
福辛普利钠片	5mg，po，qd
甲泼尼龙片	11.2mg，po，qd
他克莫司胶囊	0.5mg，po，qd
双嘧达莫片	12.5mg，po，tid

【处方问题】　药品给药频次不适宜（金水宝片、他克莫司胶囊）。

【处方分析】　金水宝片为一日3次用药，他克莫司应为一天2次用药，都是给药频次不足。

【干预建议】　建议修改金水宝片为一日3次用药，他克莫司应为一天2次用药。

 案例3

【处方描述】

性别：女　年龄：6岁　体重：17.5kg

临床诊断：肾病综合征；急性上呼吸道感染

处方内容：

孟鲁司特钠咀嚼片	4mg，po，qn
阿奇霉素干混悬剂	175mg，po，bid
氨溴特罗口服液	10ml，po，bid
脾氨肽口服液	10mg，po，qd
盐酸西替利嗪滴剂	0.5ml，im，qd

【处方问题】　1. 药品品种不适宜（孟鲁司特钠咀嚼片）。

2. 药品给药频次不适宜（阿奇霉素干混悬剂）。

3. 药品给药途径不适宜（盐酸西替利嗪滴剂）。

【处方分析】　白三烯受体拮抗剂孟鲁司特钠，2~5岁用4mg（颗粒剂或咀嚼片），6~14岁用5mg（咀嚼片）。患者6岁，选用4mg不适宜，应换用5mg。阿奇霉素干混悬剂是每日1次给药，且应写清楚医嘱是服用3天后，停药4天。盐酸西替利嗪滴剂的给药途径错误，应为口服给药，而写成了肌注给药。

【干预建议】　建议选用孟鲁司特钠咀嚼片（5mg）；建议阿奇霉素干混悬剂是每日1次给药，服用3天后，停药4天；建议修改盐酸西替利嗪滴剂为口服给药。

案例 4

【处方描述】

性别：男　年龄：9 岁　体重：30kg

临床诊断：IgA 肾病

处方内容：

谷氨酰胺莫磺酸钠颗粒	660mg，po，qd
醋酸泼尼松片	80mg，po，qd
百令胶囊	1g，po，qd
碳酸钙 D_3 颗粒	3g，po，qd

【处方问题】　1. 药品给药剂量不适宜（醋酸泼尼松片）。

2. 药品给药频次不适宜（百令胶囊）。

【处方分析】　1. 醋酸泼尼松片最大每日剂量是 2mg/kg，而患儿根据体重计算，其剂量超过每日最大剂量。醋酸泼尼松片应在早上 8 点左右饭后服用。

2. 百令胶囊应为一日 3 次给药，qd 的频次不够。

3. 谷氨酰胺莫磺酸钠颗粒应在餐前 30 分钟，激素前服用。

【干预建议】　1. 建议减少醋酸泼尼松的每日剂量。

2. 建议修改百令胶囊一日 3 次给药。

案例 5

【处方描述】

性别：女　年龄：6 岁　体重：20kg

临床诊断：肾病综合征；支气管炎

处方内容：

孟鲁司特钠咀嚼片	5mg，po，qd
盐酸西替利嗪滴剂	0.5ml，po，qd
阿奇霉素干混悬剂	0.2g，po，tid
蛇胆陈皮口服液	7ml，po，tid

【处方问题】　给药频次不适宜（阿奇霉素干混悬剂）。

【处方分析】　阿奇霉素干混悬剂为每日 1 次给药，连续给 3 天停 4 天。但处方错误使用一天 3 次。

【干预建议】　建议阿奇霉素干混悬剂改为每日 1 次给药。

案例6

【处方描述】

性别：男 年龄：6岁 体重：27kg

临床诊断：肾病综合征；急性鼻窦炎

处方内容：

阿莫西林克拉维酸钾分散片	228mg，po，qd
盐酸西替利嗪滴剂	0.5ml，po，qd
复方鱼腥草颗粒	6g，po，tid
氨溴特罗口服液	10ml，po，bid

【处方问题】 1. 无青霉素皮试结果（阿莫西林克拉维酸钾分散片）。

2. 给药频次不适宜（阿莫西林克拉维酸钾分散片）。

【处方分析】 阿莫西林克拉维酸钾是口服青霉素类，应补充青霉素皮试或者有皮试阴性结果方可使用。青霉素类为时间依赖性抗菌药，应一日2~3次使用，qd用法疗效不好，且易导致细菌耐药。

【干预建议】 建议补做青霉素皮试，或者已有皮试阴性结果的，处方注明免皮试；建议阿莫西林克拉维酸钾分散片应为一日2次给药。

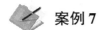 **案例7**

【处方描述】

性别：女 年龄：10岁 体重：26.7kg

临床诊断：难治性肾病综合征；生长发育迟缓

处方内容：

注射用重组人生长激素	6IU，im，qd
细菌溶解物胶囊	3.5mg，po，tid
蓝芩口服液	10ml，po，tid
谷氨酰胺莫磺酸钠颗粒	660mg，po，qd
甲泼尼龙片	4mg，po，bid

【处方问题】 1. 药品用法用量不适宜（注射用重组人生长激素）。

2. 药品给药频次不适宜（细菌溶解物胶囊）。

【处方分析】 按患儿体重，注射用重组人生长激素按照肌内注射给药的话，给药频次应是每周给药3次，每次9IU。细菌溶解物胶囊应为每日一次给药，且应注明服用够10天即可停药20天，再继续服够3个月，并注明空腹口服。谷氨酰胺莫磺酸钠颗粒应注明餐前30分钟，且激素前服用。甲泼尼龙片最佳给药频次应为每日一次，早上 8 点左右给予，餐后服用。

【干预建议】 建议注射用重组人生长激素用法用量为每周给药 3 次，每次 9IU。建议细菌溶解物胶囊应为每日一次给药，且应注明服用够 10 天即可停药 20 天。

 案例 8

【处方描述】

性别：男　年龄：6 岁　体重：21.8kg

临床诊断：难治性肾病综合征；上气道咳嗽综合征

处方内容：

吗替麦考酚酯片	0.25g，po，qd
甲泼尼龙片	4mg，po，bid
脾氨肽口服冻干粉	2mg，po，qd
神曲消食口服溶液	10ml，po，tid

【处方问题】 药品给药频次不适宜（吗替麦考酚酯片、甲泼尼龙片）。

【处方分析】 1. 吗替麦考酚酯片的给药频次应为一日 2 次，甲泼尼龙片在肾病综合征患者中最佳给药频次是一日 1 次给药。

2. 按照以下药品规格计算：吗替麦考酚酯片（规格为 0.25g），3 天用量；甲泼尼龙片（规格为 4mg），1.5 天用量。参考《激素耐药型肾病综合征诊治循证指南（2016）》和《儿童激素敏感、复发/依赖肾病综合征诊治询证指南（2016）》，这两种药品的用量对于难治性肾病综合征的总疗程（7 天或 1 个月）不适宜（注：慢性病可以适当延长处方用量）。

3. 免疫增强剂脾氨肽冻干粉（规格为 2mg），总疗程 3 天较短，一般建议使用疗程为 7 天或 14 天。

【干预建议】 建议结合治疗总疗程，吗替麦考酚酯片用法改为一日 2 次给药，甲泼尼龙片为一日 1 次给药。

 案例 9

【处方描述】

性别：男　年龄：14 岁　体重：39kg

临床诊断：难治性肾病综合征；反复呼吸道感染

处方内容：

甲泼尼龙片	12mg，po，qd

双嘧达莫片	25mg，po，qd
吗替麦考酚酯片	0.25g，po，qd
维 D$_2$ 磷葡钙片	2 片，po，qd
金水宝片	0.84g，po，tid

【处方问题】 药品用量不适宜（双嘧达莫片、吗替麦考酚酯片）。

【处方分析】 双嘧达莫片的给药频次不足，应为一日 3 次给药；吗替麦考酚酯片给药频次不足，应为一日 2 次给药，且每次给药剂量不足，应每次至少 0.39g。按照以下药品规格计算：吗替麦考酚酯片（规格为 0.25g），3 天用量；甲泼尼龙片（规格为 4mg），1 天用量；双嘧达莫片（规格为 25mg），3 天用量。参考《激素耐药型肾病综合征诊治循证指南（2016）》和《儿童激素敏感、复发/依赖肾病综合征诊治循证指南（2016）》，药品的用量对于治疗难治性肾病综合征的总疗程不适宜（7 天或 1 个月）。（注：慢性病可适当延长处方用量）。

【干预建议】 建议修改双嘧达莫片为一日 3 次给药，吗替麦考酚酯片为一日 2 次给药，每次至少 0.39g。

 案例 10

【处方描述】

性别：女 年龄：2 岁 8 个月 体重：10.5kg

临床诊断：激素耐药型肾病综合征

处方内容：

盐酸西替利嗪滴剂	0.5ml，po，qd
桉柠蒎肠溶软胶囊	0.12g，po，qd
阿莫西林克拉维酸钾分散片	228.5mg，po，qd
糠酸莫米松鼻喷雾剂	1 喷，po，qd

【处方问题】 1. 无适应证用药（补写鼻窦炎诊断）。

2. 无青霉素皮试结果（阿莫西林克拉维酸钾分散片）。

3. 药品给药频次不适宜（阿莫西林克拉维酸钾分散片）。

4. 药品用法不适宜（糠酸莫米松鼻喷雾剂）。

【处方分析】 1. 处方基本为鼻窦炎用药，而临床诊断并无适应证，建议补写诊断，方可对症用药。

2. 阿莫西林克拉维酸钾是口服青霉素类，应补青霉素皮试或者有皮试阴性结果方可使用。

3. 青霉素类为时间依赖性抗菌药，应一日 2~3 次使用，qd 用法疗效不好，且易导致细菌耐药。

4. 糠酸莫米松鼻喷雾剂的用药途径为 po 有误。

【干预建议】 建议补写诊断；补做青霉素皮试，或者已有皮试阴性结果的，处方注明免皮试；青霉素类药物应严格按说明书开具给药频次，阿莫西林克拉维酸钾分散片应为一日 2 次给药；糠酸莫米松鼻喷雾剂的用药途径应改为喷鼻。

二、中耳炎

（一）疾病简介

儿童中耳炎有三种分型，即急性中耳炎、分泌性中耳炎和慢性化脓性中耳炎。急性中耳炎：48 小时内突然发生的中耳急性炎性反应，可伴中耳积液。分泌性中耳炎：以中耳积液（包括浆液、黏液、浆 – 黏液）及听力下降为主要特征的中耳非化脓性炎性疾病。慢性化脓性中耳炎：中耳黏膜、骨膜或深达骨质的慢性化脓性炎性反应。

（二）指南推荐的治疗方案

1. 急性中耳炎治疗原则

（1）急性非化脓性中耳炎　局部治疗可用抗炎止痛类药物（如苯酚滴耳剂）、鼻腔用减充血剂、抗组胺药或鼻用激素，或局部理疗。全身治疗包括：①病因治疗和对症治疗；②诊断明确、没有并发症、随诊有保障的患儿可以不用抗生素，采用观察疗法；③需用抗生素者，可根据病情选用敏感抗生素；④48 ~ 72 小时的初期治疗效果不佳或无效，应重新评估并排除其他疾病的可能。

（2）急性化脓性中耳炎　①局部治疗：清洁耳道，引流脓液，应用抗生素滴耳剂（如氧氟沙星滴耳剂），禁用耳毒性药物；②全身治疗：酌情使用抗生素，疗程不少于 7 天。

2. 分泌性中耳炎治疗原则

（1）保守治疗　发病 3 个月内的需要密切观察。建议 2 ~ 4 周随诊 1 次，酌情对症处理。

（2）外科治疗指征　①病程持续 3 个月以上；②伴有高危因素（腭裂，永久性听力下降，言语发育迟缓或障碍，自闭症，与遗传有关的综合征、颅面发育异常等所引起的认知和言语表达障碍等）的患儿宜尽早手术；③观察期间较好耳的听力水平为 40dB 或更差；④反复发作的分泌性中耳炎伴腺样体肥大。

（3）手术治疗　采用鼓膜穿刺、切开或置管术。腺样体肥大或慢性腺样体炎时行腺样体切除术。

（4）再次手术　鼓膜置管脱出或取管后复发，可再次手术。再次置管时，可同时行腺样体切除术（腭裂或黏膜下腭裂除外）。

3. 慢性化脓性中耳炎治疗原则

（1）非胆脂瘤型中耳炎 ①积极治疗慢性鼻-鼻窦炎、慢性扁桃体炎等上呼吸道病灶性疾病；②局部药物治疗可用抗生素滴耳剂（如氧氟沙星滴耳剂），禁用耳毒性药物；③引流不畅或疑有并发症者，根据病变范围，酌情行病灶清除、保留或重建听力。

（2）胆脂瘤型中耳炎 手术清除病灶，预防并发症，以获得干耳，酌情行鼓室成形术。

（三）处方审核案例分析

 案例1

【处方描述】

性别：男 年龄：12岁 体重：30kg

临床诊断：急性化脓性中耳炎

处方内容：

左氧氟沙星滴眼液	3滴，pr. aur.，	tid
复方头孢克洛片	0.5g，po，	tid

【处方问题】 1. 适应证不适宜（复方头孢克洛片）。

2. 用量不适宜（复方头孢克洛片）。

3. 药品剂型不适宜（左氧氟沙星滴眼液）。

【处方分析】 1. 复方头孢克洛片中含溴己新，能使痰中的黏多糖纤维化和裂解，从而使痰液黏稠度降低，易于咳出。因此复方头孢克洛片更适用于呼吸道感染并有咳痰患者，与该处方的临床诊断不符，不应选用。根据《儿童急性中耳炎诊疗——临床实践指南》（2015年制定），儿童急性中耳炎疑为细菌感染引起的非化脓性和化脓性中耳炎症，特别是对于重症（耳流脓或伴高热≥39℃），以及年幼患儿，应及时积极采用抗菌药物治疗。根据国内外指南、文献报道及临床实践经验，推荐选用口服阿莫西林或阿奇霉素（适用于青霉素类药物过敏者）。以上药物治疗无效，可选用第二或第三代头孢菌素，如肌注头孢曲松和口服头孢地尼等。

2. 处方中没有明确使用疗程。根据《儿童急性中耳炎诊疗——临床实践指南（2015年制定）》，对于<2岁和临床症状严重的患儿，口服抗菌药物标准疗程为10天。对于有轻度或中度临床症状的2~6岁患儿口服抗菌药物标准疗程为7天。对于有轻度或中度临床症状的>6岁患儿，口服抗菌药物标准疗程为5~7天。

3. 处方中选用了左氧氟沙星滴眼液用于滴耳不适宜，滴眼液与滴耳液的药物浓度、pH 值、辅料等都不一样，不可用于滴耳。

【干预建议】　1. 左氧氟沙星滴眼液改用左氧氟沙星滴耳液。

2. 复方头孢克洛片改用阿莫西林或阿莫西林克拉维酸钾口服剂型，一日剂量按体重 20～40mg/kg，q8h，疗程不少于 7 天；若青霉素过敏者可用阿奇霉素，每次 10mg/kg，qd，疗程为 3～5 天，疗程总剂量不超过 1500mg。

 案例 2

【处方描述】

性别：男　年龄：4 岁　体重：20kg

临床诊断：分泌性中耳炎、外耳道炎

处方内容：

糠酸莫米松鼻喷雾剂	1 喷，喷鼻，qd
左氧氟沙星滴耳液	0.1ml，pr. aur.，tid

【处方问题】　适应证不适宜（糠酸莫米松鼻喷雾剂）。

【处方分析】　1. 根据《临床实践指南：分泌性中耳炎（更新版）》，分泌性中耳炎不推荐采用药物治疗。抗组胺药、减充血剂、抗反流治疗和鼻腔局部类固醇激素都是无效的。口服类固醇药物短期有效，但 1～2 个月后效果不再明显。抗菌药物治疗分泌性中耳炎的疗效甚微，且有显著副作用。因此糠酸莫米松鼻喷雾剂适应证与临床诊断不符，不宜在本处方中使用。

2. 患者除了分泌性中耳炎外，还诊断为外耳道炎，外耳道炎常见病原体为铜绿假单胞菌、金黄色葡萄球菌等，因此处方中使用左氧氟沙星滴耳液是合理的。对中重度患者，还可加用口服抗菌药物治疗。

【干预建议】　不建议使用糠酸莫米松鼻喷雾剂。

 案例 3

【处方描述】

性别：女　年龄：5 岁　体重：18kg

临床诊断：急性中耳炎

处方内容：

糠酸莫米松鼻喷雾剂	1 喷，喷鼻，qd
桉柠蒎肠溶软胶囊	0.12g，po，bid
左氧氟沙星滴耳液	2 滴，外用，tid

【处方问题】　1. 适应证不适宜（桉柠蒎肠溶软胶囊）。

2. 给药途径不适宜（左氧氟沙星滴耳液）。

【处方分析】　1. 根据《儿童急性中耳炎诊疗—临床实践指南》（2015 年制定），儿童急性中耳炎的病因治疗主要是抗菌药物的应用，结合其他对症治疗等，以综合性治疗为原则。诊断明确、没有并发症、随诊有保障的急性非化脓性中耳炎患儿可以不用抗生素。减充血剂、抗组胺药或鼻用激素，可缓解咽鼓管咽口炎性黏膜的肿胀，降低中耳腔负压，减少渗出，缓解疼痛。因此该处方中使用糠酸莫米松鼻喷雾剂进行对症治疗是合理的。

2. 桉柠蒎肠溶软胶囊为黏液溶解性祛痰药，适用于急慢性鼻窦炎、急慢性支气管炎、肺炎等患者，适应证与本处方的临床诊断不符。

3. 左氧氟沙星滴耳液在处方中的给药途径为外用，用法不明确，应改为滴耳。

【干预建议】　1. 不建议使用桉柠蒎肠溶软胶囊，应该根据病情酌情选用抗菌药物或其他药物对症治疗。

2. 左氧氟沙星滴耳液的给药途径改为滴耳。

三、皮肤过敏症

（一）疾病简介

过敏症是指机体再次接触同一抗原后引起不同形式的功能障碍或组织损伤的一类疾病，多为由血清中的 IgE 介导的 I 型变态反应、IgG 等介导的 III 型变态反应，也包括多种变态反应类型参与所致的多系统过敏性疾病。

1. 病因　病因不明，相关的因素有感染、药物、食物、气候等，是遗传与环境交互作用所导致的一类疾病。

2. 临床表现

（1）皮肤症状　因过敏引起皮肤毛细血管扩张、水肿，主要表现为皮肤红肿、瘙痒、疼痛、荨麻疹、湿疹、风团样皮疹等。

（2）消化系统症状　常在进食后数分钟内出现症状，表现为 - 症候群，症状累及皮肤、呼吸、消化、心血管等系统。

（3）呼吸系统症状　主要有变应性鼻炎及过敏性哮喘，主要症状为阵发性连续性喷嚏、喷嚏过后大量清水样鼻涕；喘憋症状、呼吸困难或气短、发作时在双肺可闻及以呼气相为主的哮鸣音。

3. 其他　涉及以上系统的多系统过敏症状和体征可以同时并存。

（二）治疗

1. 一般治疗　目前尚无治愈过敏性疾病的方法，主要是明确和避免变应原，对症处理，变应原特异性免疫治疗及对患者进行预防过敏。多系统过敏并存的患者，其治疗可以依据患者以哪一系统症状为主，依据各系统疾病的治疗原则来处理，最后进行综合治疗，其免疫系统的紊乱需要纠正。

2. 药物治疗

（1）抗过敏药物　出现严重过敏或过敏性休克应该积极抢救治疗。常用的抗过敏药物有以下几类。

1）肾上腺素受体激动药：常用药物有肾上腺素，其能兴奋心脏、收缩血管、松弛支气管平滑肌，抑制过敏物质的释放，是过敏性休克的首选药，也用于过敏性支气管哮喘、喉头水肿。将肾上腺素稀释为 1∶10 000 溶液后，每次 0.1ml/kg，皮下注射。高血压、器质性心脏病、糖尿病和甲状腺功能亢进症患儿禁用。

2）H_1 受体阻断药：常用药物有苯海拉明、异丙嗪、氯苯那敏、氯雷他定、西替利嗪等，其能与 H_1 受体结合并阻断 H_1 受体，引起血管收缩，通透性降低。轻症患者可单独使用，重症患者可和钙剂或糖皮质激素类药联用。氯苯那敏 0.35mg/（kg·d），分 3 次服用。异丙嗪，每次 0.5～1mg/kg，每天 1～3 次服用或每次 0.5～1mg，肌内注射。氯雷他定，口服，12 岁以上者，每日 1.5 片；12 岁以下、体重≥30kg 者，每日 10mg 体重 <30kg 者，每天 5mg。服药期间可能会出现恶心、呕吐、口干、便秘等胃肠道反应，服药前进食适量食物可减轻症状。同时还可能出现嗜睡、头晕、乏力等中枢神经系统反应，故服药期间不宜从事高空作业、驾驭车船、精细工作等。本类药物还有轻微的抗胆碱作用，故青光眼、尿潴留、幽门梗阻患儿禁用。

3）糖皮质激素类药：常用药物有地塞米松、泼尼松、甲泼尼龙、氢化可的松等。激素可抑制巨噬细胞对抗原的吞噬和处理，使血中淋巴细胞分布到其他组织，抑制 B 淋巴细胞转化为浆细胞，抑制免疫反应引起的炎症反应等。地塞米松 0.05～0.2mg/kg，静脉滴注，每日 1～2 次；泼尼松 0.5～2mg/（kg·d），口服，每日 1～3 次。使用激素治疗时应注意长期大剂量用药带来的不良反应，如类肾上腺皮质功能亢进、诱发或加重感染、诱发或加重溃疡等。

4）钙剂：常用药物有葡萄糖酸钙、氯化钙等。钙剂可增加毛细血管的致密性，降低通透性，减少血管内浆液成分的渗出而减轻过敏症状，但由于作用弱，仅作为辅助治疗药。葡萄糖酸钙，每次 0.5～1g，每日 1 次，静脉滴注；氯化钙，用法同葡萄糖酸钙。钙剂刺激性强，不宜皮下或肌内注射，静脉注射时必须稀释并避免漏出血管外引起剧痛甚至组织坏死。

（2）免疫调节药治疗　检测患儿细胞免疫及体液免疫紊乱状况，常规检查 CD3、CD4、CD8、CD19、CD56、CD25、IgG4、IgE，根据免疫紊乱状况有针对性地选用免疫调节药治疗。

（3）特异性治疗　对查出变应原的患儿，要避免诱因，遵循"避、替、忌、移"四字原则，即避免接触、他物替代、禁忌食入、移开变应原。特异性脱敏疗法可增强患儿对此类过敏物质的耐受性，达到减敏或治愈的目的。适合脱敏治疗的患儿包括：①能明确查到变应原，又无法脱离变应原者；②病变反复发作，用对症治疗方法治疗不理想者；③一般状况良好，无免疫功能低下及高敏状态者。

本部分案例以皮肤过敏性疾病为例。

（三）处方审核案例分析

 案例1

【处方描述】

性别：男　年龄：9岁　体重：48.5kg

临床诊断：皮疹

除湿止痒洗液	10ml，外用，tid
蒲地蓝消炎口服液	20ml，po，tid
布洛芬混悬液	15ml，po，tid

【处方问题】　1. 适应证不适宜（蒲地蓝消炎口服液、布洛芬混悬液）。

2. 用量不适宜（蒲地蓝消炎口服液）。

3. 用法不适宜（布洛芬混悬液）。

【处方分析】　1. 蒲地蓝消炎口服液为清热解毒的中成药，诊断仅为皮疹，未能体现患者是否出现发热、感染等症状；蒲地蓝消炎口服液的功能主治为清热解毒、消肿利咽，用于疖肿、腮腺炎、咽炎、扁桃体炎等。该病例临床诊断为皮疹，病因不明，选用蒲地蓝消炎口服液效果不明确，与临床诊断不符。

2. 蒲地蓝消炎口服液成人剂量为每次10ml，每日3次，小儿酌减，虽然该患儿体重已达成人，但该处方剂量超出成人用量。

3. 布洛芬为解热镇痛药物，混悬液用于儿童普通感冒或流感引起的发热，也用于缓解儿童轻至中度疼痛，如头痛、关节痛、牙痛、肌肉痛、神经痛。该病例临床诊断为皮疹，病因不明，且临床诊断没有明确是否有发热，没有指征支持使用布洛芬，若有发热现象，应补充相应诊断。

4. 患儿9岁，体重48.5kg，基本已达到成人体重，布洛芬混悬液可在说明书的儿童剂量基础上酌情增加用量。根据《中国国家处方集：化学药品与生物制品卷（2013年儿童版）》，布洛芬用于缓解疼痛及退热治疗，3个月至12岁儿童一次5~10mg/kg，处方中用量合理。布洛芬混悬剂作为退热药，应在必要时使用，使用频次应注明使用条件，而不是固定用药频次为qd。

【干预建议】 1. 不建议选用蒲地蓝消炎口服液，或补充诊断。

2. 如有发热需要使用布洛芬，应明确临床诊断；如无发热，不建议使用布洛芬。

 案例2

【处方描述】

性别：女　年龄：5岁　体重：19kg

临床诊断：湿疹

处方内容：

盐酸左西替利嗪片	5mg，po，qd
参黄止痒颗粒	1包，po，qd
消炎癣湿药膏	1g，外用，tid

【处方问题】 用量不适宜（盐酸左西替利嗪片）。

【处方分析】 口服抗组胺药可有效控制特应性皮炎的瘙痒，抗组胺药在特应性皮炎治疗中最大优势是能缓解合并的过敏症状如过敏性哮喘、鼻结合膜炎和荨麻疹等，推荐第二代抗组胺药用于伴发荨麻疹或其他特应性症状的患儿。盐酸左西替利嗪为第二代抗组胺 H_1 受体药，因在2周岁以下儿童用药的安全性尚未确定，因此不推荐2岁以下儿童使用。说明书中 2～6 岁儿童的剂量为每次 2.5mg（半片），每日一次，该患儿5岁，剂量应为每次2.5mg，该处方中盐酸左西替利嗪片用量偏大。

【干预建议】 盐酸左西替利嗪片剂量更改为每次2.5mg，每日一次。

 案例3

【处方描述】

性别：男　年龄：11岁5个月　体重：35kg

临床诊断：荨麻疹

处方内容：

马来酸氯苯那敏片	4mg，po，hs
润燥止痒胶囊	1g，po，bid
维 D_2 果糖酸钙注射液	2ml，po，qd

【处方问题】 1. 药品遴选不适宜（马来酸氯苯那敏片）。

2. 用量不适宜（马来酸氯苯那敏片、维 D_2 果糖酸钙注射液）。

3. 给药途径不适宜（维 D_2 果糖酸钙注射液）。

【处方分析】 1. 根据《中国荨麻疹诊疗指南》（2018 版），荨麻疹治疗的首选是第二代非镇静抗组胺药。氯苯那敏为第一代抗组胺药，治疗荨麻疹的疗效确切，但中枢镇静、抗胆碱能作用等不良反应限制其临床应用，因此不作为一线选择。而且马来酸氯苯那敏片 4mg 为成人剂量，对于儿童来说剂量过大。

2. 维 D_2 果糖酸钙注射液用于缺乏维生素 D 所引起的钙质代谢障碍，肌内或皮下注射。处方中给药途径为口服，用药途径不适宜。说明书中剂量为每日或隔日注射一次，小儿一日 1ml。该处方中用量 2ml，用量过大。钙剂可增加毛细血管的致密性，降低通透性，减少血管内浆液成分的渗出而减轻过敏症状，但由于作用弱，仅作为抗过敏治疗中的辅助用药。因此处方中维 D_2 果糖酸钙注射液应慎重使用。

【干预建议】 1. 建议将氯苯那敏改为第二代抗组胺药，例如西替利嗪、氯雷他定。

2. 建议慎重使用维 D_2 果糖酸钙注射液，用法用量改为肌内或皮下注射，每次 1ml，qd。

 案例 4

【处方描述】
性别：男 年龄：11 岁 5 个月 体重：38kg
临床诊断：荨麻疹
处方内容：

盐酸左西替利嗪口服液	2.5mg，po，qd
雷公藤片	12μg，po，bid

【处方问题】 药品遴选不适宜（雷公藤片）。

【处方分析】 根据《中国荨麻疹诊疗指南（2018 版）》，慢性荨麻疹的一线治疗首选第二代非镇静抗组胺药。二线治疗为二代抗组胺药常规使用 1～2 周后不能有效控制症状时，可更换抗组胺药品种，或联合其他二代抗组胺药以提高抗炎作用，或联合一代抗组胺药睡前服用延长患者睡眠时间，或在获得知情同意的情况下将原抗组胺药增加 2～4 倍剂量。慢性荨麻疹在一二线治疗药物无效的情况下可以选用雷公藤片。雷公藤片具有抗炎、抑制细胞免疫和体液免疫等作用，但雷公藤片说明书中要求儿童、育龄期有孕育要求者、孕妇和哺乳期妇女禁用。因此该处方中不应选用雷公藤片。

【干预建议】 1. 不建议使用雷公藤片。

2. 对于严重的、对任何剂量抗组胺药均无效的患者建议改用其他免疫抑制药物（如环孢素）。

案例 5

【处方描述】

性别：男　年龄：8 岁　体重：31kg

临床诊断：急性荨麻疹

处方内容：

地塞米松磷酸钠注射液（1ml：2mg）　　　　2mg，im，qd

酚麻美敏混悬液　　　　　　　　　　　　　5ml，po，tid

【处方问题】　适应证不适宜（酚麻美敏混悬液）。

【处方分析】　1. 依据《中国荨麻疹诊疗指南（2018 版）》，急性荨麻疹的治疗包括病因治疗（去除诱因）和对症治疗。其中，急性荨麻疹的对症治疗首选第二代非镇静抗组胺药如氯雷他定、左西替利嗪等（第一代抗组胺药因中枢镇静等不良反应而限制其应用）。若在明确祛除病因及口服抗组胺药不能有效控制症状时，可选择糖皮质激素，如给予地塞米松肌注或静注。因此处方中地塞米松的使用是合理的。

2. 酚麻美敏混悬液为复方制剂，含有对乙酰氨基酚（退热）、伪麻黄碱（缓解鼻塞症状）、右美沙芬（镇咳）、氯苯那敏（抗过敏）等多种成分。该患者为 8 岁的儿童，机体各个器官尚未发育成熟，若只是单纯为了退热或控制荨麻疹症状，不必要选用此类复方制剂。

【干预建议】　1. 不建议使用酚麻美敏混悬液，改用第二代 H_1 受体拮抗剂，如氯雷他定、左西替利嗪。

2. 如发热可先予物理降温，必要时给予对乙酰氨基酚或布洛芬。

 案例 6

【处方描述】

性别：男　年龄：9 岁　体重：35kg

临床诊断：急性荨麻疹

处方内容：

马来酸氯苯那敏片　　　　　2mg，po，tid

醋酸泼尼松片　　　　　　　10mg，po，bid

【处方问题】　遴选的药品不适宜（马来酸氯苯那敏片）。

【处方分析】　1. 根据《中国荨麻疹诊疗指南（2018 版）》，首选第二代非镇静抗组胺药，治疗有效后逐渐减少剂量，以达到有效控制风团发作为标准。马来酸氯苯那敏为第一代抗组胺药，具有中枢抑制作用，不适合学龄儿童白天使用，建议使用西替利嗪或氯雷他定以降低不必要的中枢镇定作用。对于第二代非镇静抗组胺药治疗无效的患儿，可联合第一代抗组胺药（有中枢抑制作用，晚上使用）和第二代抗组胺药物（无中枢抑制作用或较弱，白天使用）。

2. 治疗急性荨麻疹在口服抗组胺药不能有效控制症状时可联合糖皮质激素使用，因此处方中使用泼尼松是合理的。

【干预建议】 建议将马来酸氯苯那敏改为第二代抗组胺药，例如西替利嗪、氯雷他定。

 案例7

【处方描述】

性别：男 年龄：9岁 体重：35kg

临床诊断：急性荨麻疹

处方内容：

盐酸氯丙嗪注射液 　　　　　　　12.5mg，im，qd
醋酸泼尼松片 　　　　　　　　　10mg，po，bid

【处方问题】 适应证不适宜（盐酸氯丙嗪注射液）。

【处方分析】 1. 氯丙嗪注射液为吩噻嗪类抗精神病药，其作用机制主要与阻断中脑边缘系统及中脑皮层通路的多巴胺受体有关，并无抗组胺作用，故诊断与用药不符，属于适应证不适宜。且本品不良反应中有骨髓抑制作用，对肝肾功能有损害，儿童避免使用，急性严重情况可使用抗组胺药物注射。

2. 根据《中国荨麻疹诊疗指南（2018版）》，首选第二代非镇静抗组胺药，治疗有效后逐渐减少剂量，以达到有效控制风团发作为标准。建议使用西替利嗪或氯雷他定以降低不必要的中枢镇定作用。对于单用第二代抗组胺药治疗无效的患儿，可联合第一代抗组胺药，如氯苯那敏，但建议睡前使用。

3. 治疗急性荨麻疹在口服抗组胺药不能有效控制症状时可联合糖皮质激素使用，因此处方中使用泼尼松是合理的。

【干预建议】 1. 不建议使用盐酸氯丙嗪注射液。

2. 建议使用第二代抗组胺药，如西替利嗪、氯雷他定。

参 考 文 献

[1] 国家药典委员会．临床用药须知［M］．2015 年版．北京：中国医药科技出版社，2017．

[2] 国家基本药物临床应用指南和处方集编委会．国家基本药物处方集［M］．北京：人民卫生出版社，2013．

[3]《中国国家处方集》编委会．中国国家处方集（儿童版）［M］．北京：人民军医出版社，2013．

[4] 金汉珍，黄德珉，官希吉．实用新生儿学［M］．第 4 版．北京：人民卫生出版社，2012．

[5] 王秀兰，崔红，侯安存．临床药物治疗学：儿科疾病［M］．第 8 版．北京：人民卫生出版社，2007．

[6] 张镭，谭玲，陆进．超说明书用药专家共识［J］．药物不良反应杂志，2015，17（02）：101－103．

[7] 中国医师协会呼吸医师分会儿科呼吸工作委员会等．解热镇痛药在儿童发热对症治疗中的合理用药专家共识［J］．中华实用儿科临床杂志，2020，35（03）：161－169．

[8] 陈爱欢，陈慧中，陈志敏，等．儿童呼吸安全用药专家共识：感冒和退热用药［J］．中国实用儿科杂志，2009，24（06）：442－446．

[9] 安淑华，艾涛，等．中国儿童普通感冒规范诊治专家共识（2013 年）［J］．中国实用儿科杂志，2013，28（09）：680－680．

[10] 中华医学会肠外肠内营养学分会，北京医学会肠外肠内营养学分会．维生素制剂临床应用专家共识［J］．中华外科杂志，2015，53（7）：481－487．

[11] 中国医药教育协会感染疾病专业委员会．抗菌药物药代动力学/药效学理论临床应用专家共识［J］．中华结核和呼吸杂志，2018，41（6）：409－446．

[12] 北京市卫生和计划生育委员会基层医疗机构处方点评工作组等．北京地区基层医疗机构中成药处方点评共识报告（2018 版）［J］．中国医院药学杂志，2018，38（18）：1877－1887，1892．

[13] 中华医学会消化病学分会胃肠动力学组等．中国功能性消化不良专家共识意见［J］．中华消化杂志，2016，36（4）：217－229．

[14] 王艺，万朝敏．中国 0 至 5 岁儿童病因不明的急性发热诊断处理指南［J］．

中国循证儿科杂志，2008，3（6）：449 – 457.

［15］中华医学会呼吸病学分会哮喘学组．咳嗽的诊断与治疗指南［J］．中华结核和呼吸杂志，2016，39（5）：323 – 354.

［16］中华医学会儿科学分会呼吸学组．白三烯受体拮抗剂在儿童常见呼吸系统疾病中的临床应用专家共识［J］．中华实用儿科临床杂志，2016，31（13）：973 – 977.

［17］徐文，董频等．雾化吸入在咽喉科疾病药物治疗中应用专家共识［J］．中国耳鼻咽喉头颈外科，2019，26（5）：231 – 238.

［18］成人慢性气道疾病雾化吸入治疗专家组．2012 成人慢性气道疾病雾化吸入治疗专家共识［J］．中国呼吸与危重监护杂志，2012，11（2）：105 – 110.

［19］北京儿童医院．耳鼻喉科诊疗常规［M］．2 版．北京：人民卫生出版社，2016.

［20］中国医师协会儿科医师分会儿童耳鼻咽喉专业委员会．儿童急性中耳炎诊疗——临床实践指南（2015 年制定）［J］．中国实用儿科杂志，2016，31（2）：81 – 84.

［21］美国耳鼻咽喉 – 头颈外科基金学会、美国儿科学会和美国家庭医生学会2004 年制定，刘娅等审校．临床实践指南：分泌性中耳炎（更新版）［J］．听力学及言语疾病杂志，2016，24.

［22］中华医学会变态反应学分会儿童过敏和哮喘学组，中华医学会儿科学会分会呼吸学组哮喘协作组．抗组胺 H_1 受体药在儿童常见过敏性疾病中应用的专家共识［J］．中国实用儿科杂志，2018，33（3）：161 – 170.

［23］中华医学会皮肤性病学会分会荨麻疹研究中心．中国荨麻疹诊疗指南（2018 版）［J］．中华皮肤科杂志，2019，52（1）：1 – 5.

［24］杨帆．《抗菌药物临床应用指导原则（2015 年版)》解读［J］．中华临床感染病杂志，2016，9（5）：390 – 393.

［25］中华医学会儿科学分会感染学组，国家感染性疾病医疗质量控制中心．疱疹性咽峡炎诊断及治疗专家共识（2019 年版）［J］．中华儿科杂志，2019，57（3）：177 – 180.

［26］胡亚美，江载芳，诸福棠．实用儿科学［M］．7 版．北京：人民卫生出版社，2011.

［27］中华医学会临床药学分会《雾化吸入疗法合理用药专家共识》编写组．雾化吸入疗法合理用药专家共识（2019 年版）［J］．医药导报，2019，38（2）：135 – 146.

［28］申昆玲，邓力，李云珠，等．糖皮质激素雾化吸入疗法在儿科应用的专家

共识（2014 年修订版）［J］．临床儿科杂志，2014，32（6）：504 –511.

［29］国家卫生计生委医政医管局，国家卫生计生委合理用药专家委员会．国家
抗微生物治疗指南［M］．2 版．北京：人民卫生出版社，2017.

［30］刘大波，谷庆隆．儿童急性扁桃体炎诊疗—临床实践指南（2016 年制定）
［J］．中国实用儿科杂志，2017，32（3）：161 –164.

［31］宗希乙，沈建平．400 种中西药注射剂配伍应用检索手册［M］．北京：中
国医药科技出版社，2008.

［32］申昆玲，尚云晓，张国成，等．α 干扰素在儿科临床合理应用专家共识［J］．
中华实用儿科临床杂志，2018，33（17）：1301 –1308.

［33］中华医学会，中华医学会杂志社，等．急性气管 – 支气管炎基层诊疗指南
（2018 年）［J］．中华全科医师杂志，2019，（4）：314 – 317.

［34］洪建国，陈强，陈志敏，等．儿童常见呼吸道疾病雾化吸入治疗专家共识
［J］．中国实用儿科杂志，2012，27（4）：265 –269.

［35］中华医学会儿科学分会呼吸学组，《中华儿科杂志》编辑委员会．儿童支气
管哮喘诊断与防治指南（2016 年版）［J］．中华儿科杂志，2016，54（3）：
167 –181.

［36］中华医学会儿科学分会呼吸学组，《中华儿科杂志》编辑委员会．儿童社区
获得性肺炎管理指南（2013 修订）（上）［J］．中华儿科杂志，2013，51
（10）：745 –752.

［37］中华医学会儿科学分会感染消化学组．小儿慢性胃炎、消化性溃疡诊断治
疗推荐方案［J］．现代实用医学，2004，16（4）：249 –250.

［38］方铁夫等．欧洲儿童急性胃肠炎处理循证指南（2014 年版）［J］．中华儿科
杂志，2015，53（7）：499 –509.

［39］中华医学会感染病学分会儿童感染和肝病学组，等．儿童轮状病毒胃肠炎
预防诊疗专家共识（2020 年版）［J］．中华预防医学杂志，2020，54
（4）：392 –405.

［40］中华医学会儿科学分会消化学组．儿童腹泻病诊断治疗原则的专家共识
［J］．中华儿科杂志，2009，47（8），634 –636.

［41］中华医学会儿科学分会消化学组．中国儿童功能性消化不良诊断和治疗共
识［J］．中华儿科杂志，2012，50（6）：423 –424.

［42］中华医学会骨质疏松和骨矿盐疾病分会．维生素 D 及其类似物临床应用共
识［J］．中华骨质疏松和骨矿盐疾病杂志，2018，11（1）：1 – 19.

［43］中华医学会儿科学分会儿童保健学组．儿童微量营养素缺乏防治建议［J］．
中华儿科杂志，2010，48（7）：502 –509.

[44] 全国佝偻病防治科研协作组，中国优生科学协会小儿营养专业委员会．维生素 D 缺乏及维生素 D 缺乏性佝偻病防治建议［J］．中国儿童保健杂志，2015，23（7）：781－782.

[45] 闫雪，韩笑，张会丰．2016 版"营养性佝偻病防治全球共识"解读［J］．中华儿科杂志，2016，54（12）：891－895.

[46] 中华预防医学会儿童保健分会．中国儿童钙营养专家共识（2019 年版）［J］．中国妇幼健康研究，2019，30（3）：262－269.

[47]《中华儿科杂志》编辑委员会，中华医学会儿科学分会血液学组，中华医学会儿科分会儿童保健学组．儿童缺铁和缺铁性贫血防治建议［J］．中国儿童保健杂志，2010，18（8）：724－726.

[48] 中华人民共和国卫生部．儿童高铅血症和铅中毒预防指南［J］．中国生育健康杂志，2006，17（4）：196.

[49] 申昆玲，张国成，尚云晓，等．重组人干扰素－α1b 在儿科的临床应用专家共识［J］．中华实用儿科临床杂志，2015，30（16）：1214－1219.

[50] 中华医学会．临床诊疗指南：流行病学分册［M］．北京：人民卫生出版社，2006.

[51] 何念海．婴儿肝炎综合征［J］．实用肝脏病杂志，2012，15（6）：484－486.

[52] 中华医学会儿科学分会消化学组，《中华儿科杂志》编辑委员会．中国儿童急性感染性腹泻病临床实践指南［J］．中华儿科杂志.2016，54（7）：483－488.